습관은 실천할 때 완성됩니다.

좋은습관연구소의 39번째 좋은 습관은 "스테이 헝그리, 스테이 풀리쉬"(Stay Hungry, Stay Foolish)입니다. 다들 잘 아시겠지만 스티브 잡스가 스탠퍼드대 졸업식장에서 인용한 후로 화제가 된 말입니다. 작가는 쉰을 넘기며 찾아온 각종 성인병에 맞서 기자 정신을 발휘하며 해결책을 찾습니다. 그 과정에서 스티브 잡스의 인용문이 자신이 찾은 "덜 먹고 우직하게 달려라"라는 건강 습관과도 크게 다르지 않음을 깨닫습니다. 그리고 그 습관이 건강 유지에만 그치지 않고 "어제보다 더 나은 나"를 만드는 것과 같았다고 고백합니다. 이 책과 함께 작가의 3년에 걸친 건강 찾기 여정을 따라가 보면 좋겠습니다. 그 끝엔 내가 앞으로 평생 새겨야 할 단 하나의 습관만이 있을 뿐입니다. "덜 먹고 우직하게 달려라."

덜 먹고
우직하게
달려라

기자의
집요함으로
찾은

단 하나의
건강 습관

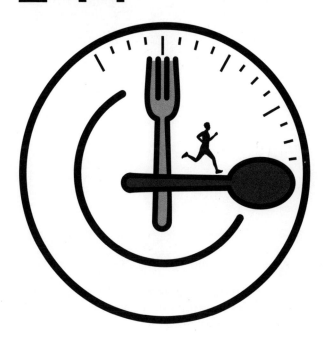

김고금평 지음

좋은습관연구소

일러두기

1. 이 책은 2022년 4월 23일부터 2023년 10월 28일까지 머니투데 이(온라인판)에 연재된 "중년아재의 건강일기" 칼럼을 바탕으로 했습니다. 각각의 글은 연재된 일정에 따라 서술 시점이 조금씩 다릅니다.

2. 이 책에 소개된 건강 정보나 작가의 습관은 개인에 따라 차이가 있을 수 있음을 밝힙니다.

나의 건강 연표

2020년(50세)

3월(코로나19 전 세계 유행): 총 콜레스테롤 259mg/dL, 저밀도(LDL) 콜레스테롤(일명 나쁜 콜레스테롤) 174mg/dL, 중성지방 135mg/dL로 전년 대비 두 배 가까이 증가. 건강 이상 감지.

6월: 금연 시작. 보조 치료제 없이 "죽는다"는 위기의식으로 단번에 금연에 성공. 몸무게 64kg.

12월: 6개월 금연 성공 후 비만. 몸무게 64kg에서 72kg으로 8kg 증가(이 몸무게는 22년 3월까지 유지됨).

2021년(51세)

12월: 건강검진에서 당뇨 전단계 진단. 공복혈당 151mg/dL, 당화혈색소 6.9%.

2022년(52세)

1월: 식습관 개선과 운동 시작.
① 식사 방법: 밥 반 공기, 식사 시간 최소 15분 이상, 30회 씹기, 먹는 순서 지키기(채소-단백질-탄수화물 순으로), 저녁은 오후 7시 전까지 해결, 최소 12시간 공복 유지.
② 식사 내용: 아침 샐러드 챙겨 먹기(채소 중심, 과일 조금, 드레싱은 올리브유와 발사믹 식초, 약간의 소금만으로), 100% 호밀빵

먹기, 과일주스 음용 금지.

③ 운동 원칙: 식사 후 무조건 움직이기, 매일 근육 운동 후 유산소 운동 진행, 매일 1만 보 걷기.

④ 운동 종류: 아침에는 팔굽혀펴기 30회, 스쿼트 30회, 점심에는 회사 근처 6~7천 보 걷기, 저녁에는 스쿼트 60회, 턱걸이 15회, 집 근처 4천 보 걷기.

3월: 달리기 운동 시작. 첫 일주일은 1km 걷고, 2분 달리기. 2주째 3km 달리기로 조금씩 증가시킴. 몸무게 60kg대 진입에 성공.

4월: 건강검진 진행. 중성지방 70mg/dL, 공복혈당 102mg/dL, 당화혈색소 6.2%, 몸무게 64kg으로 감량.

8월: 커피는 아메리카노 대신 드립 커피 마시기 시작, 한강공원 이용해 운동하기 시작.

10월: 건강검진 진행. 중성지방 82mg/dL, LDL 콜레스테롤 89mg/dL, 공복혈당 111mg/dL, 당화혈색소 6.3%, 몸무게 66kg.

2023년(53세)
1월: 매일 격한 운동 대신 끊임없이 움직이는 '잔 운동' 그리고 '격일 운동'으로 변화.

3월: 자전거로 출퇴근 시작.

7월: 안면 골절 부상. 어쩔 수 없이 운동 휴식기를 가짐.

9월: 마라톤 도전. 10km 완주 이후 하프 코스 21km에 도전.

2024년(54세)

1월(현재): '어제보다 더 나은 나'가 되기 위한 여정은 계속 진행 중.
① 식사 방법: 80% 배가 차면 숟가락 놓기, 밥 반 공기로 15~20분간 식사, 국물과 과일주스 삼가기.
② 식사 내용: 아침은 채소 샐러드와 호밀빵 조합, 구운 고기보다 삶은 고기, 골고루 먹되 채소 위주, 튀긴 음식 없애고 '빵떡면' 줄이기.
③ 운동 원칙: 중강도 중심의 격일 운동, 질량보존의법칙(일주일 20km 달리기 목표 아래 횟수, 시간 상관없이 수행), 격일 근육 운동.
④ 운동 종류: 격일로 팔굽혀펴기 100회, 스쿼트 100회, 턱걸이 20회 하기, 달리기 1회 최소 8km~10km, 달리기 하지 않는 날에는 1만 보 걷기, 매달 마지막 주 토요일 21km 하프 마라톤 도전, 여유 있을 땐 1km 수영, 맨발 산행.

서문

어릴 때부터 뼈가 부러지고 피를 흘리지 않으면 병원에 갈 필요 없다는 얘기를 자주 들었다. 그런 당부와 주의에도 귀가 얇아 몸에 조금만 이상이 있으면 바로 병원을 찾았다. 고등학교 때는 목 주변 근육이 뭉치면 디스크로 의심해 CT 찍고 침 맞기가 일쑤였다. 나의 어머니는 80여 년 평생 병원 한 번 간 적 없는데, 나는 80여 일이 멀다 하고 갔으니 건강염려증도 이만한 게 없다.

신기한 건 건강을 걱정할수록 건강에 역행하는 일에는 관대했다는 사실이다. 대학에 입학하자마자, 담배를 피웠고 그것도 하루에 두 갑씩 자랑하듯 태워댔다. 그렇게 30 여 년을 피우면서 "이러다 폐암으로 죽겠군" 하고서도 어느새 담배 한 대를 물고 있는 나를 발견할 때가 많았다.

아마 대부분 그렇듯(그럴 것이라고 믿는다) 40대 중반까지는 '제멋대로' 살지 모른다. 나의 40대도 그랬다. 건강검진에서 특별한 이상이 없는 한 더 그렇다. 그러다 40대 후반에 이르러서야 이상 징후들이 조금씩 나타난다. 내 경우, 누구보다 노화가 일찍 찾아왔고 가족력과 거리가 먼 병들도 부지불식간에 스며들었다.

노안은 30대 후반에, 석회와 오십견 같은 어깨 골격의 문제는 40대 초반에, 전립선염도 40대 초반에, 목 디스크와 고지혈증은 40대 중반에 찾아왔다. 가족력이 전혀 없는 당뇨는 50대 초반 금연하자마자 찾아오더니 수치가 좀처럼 정상으로 돌아가지 않았다. 위험하다는 신호를 통보받기 전까지는 "단것을 많이 먹으면 문제가 된다"는 식의 이해 말고는 당뇨가 무엇인지도 몰랐다. 의학 담당 기자를 3년 넘게 했는데도 내 문제가 아니니 정의(定義)조차 관심 밖이었다.

따지고 보면, 고지혈증 약을 먹기 시작했을 때부터 나

는 병원과 친숙해져 있었다. 7년에 한 번, 양쪽 어깨 수술을 모두 받은 뒤에는 다른 병들이 '이때다 싶어' 한꺼번에 찾아오는 듯했다. 목 MRI 사진 판독에서는 뼈가 신경을 '깊숙이' 누르고 있었고, 눈은 녹내장 끼로 '위험 신호'를 보내고 있었다.

몸이 극도로 쇠약해졌다는 신호는 식사 후 쏟아지는 '졸음운전'이었다. 아슬아슬하게 차선을 피한 뒤 정차한 어느 길가에서 넋 놓고 자는 일이 다반사였다. 평소에도 출근 시간에 맞춰 겨우 일어난 일이 적지 않았다. 근본적인 대책을 세우지 않고서는 하루를 버티는 일 자체가 고역일 터였다.

신이 준 기회인지 팬데믹이 준 선물인지는 알 수 없지만, 2020년 초 코로나19로 사회적 관계가 단절되고 혼자 있는 시간이 길어지면서 음식은 음식대로, 흡연은 흡연대로 '무한 흡입'의 경지에 이르렀고, 건강 상태는 전년도에 받았던 수치(콜레스테롤, 중성지방)보다 갑절로 높게 나타났다(수치가 높다는 건 더 나빠졌다는 것을 의미한다). 또 약간의 언덕에서도 숨을 헐떡이며 올라가는 허약한 신체를 직접 느끼면서, 이대로 가다간 생명에 지장이 있을지 모른다는 불안감도 커졌다. 건강을 처음부터 다시 점검해 볼 기회였다.

처음에는 어디서 어떻게 시작해야 할지 막막했다. 하지만 기자라는 직업이 주는 나름의 유익성은 이럴 때 나타난다. 여러 팩트를 중요한 순서대로 '요약'해내고, 이를 다시 한 번 '비교'한 뒤, 실전에서 '검증'하며 나에게 맞는 최적의 효능을 찾아냈다.

결론적으로 말하면, 나는 지난 3년 동안 최고는 아닐지언정 최적의 몸 상태를 나름 만들었다고 자부한다. 그 과정에는 이렇게 저렇게 비교하고 따져보고 의심하며 효율적으로 적응시킨 일련의 노력과 전략이 투영되어 있다.

'지금의 나'를 만든 몇 개의 팩트를 정리하면 이렇다. 첫 번째는 나이가 들수록 떨어지는 기초대사량으로 조금만 먹어도 늘어나는 뱃살(내장지방)을 줄이는 게 중요한데, 으뜸이 탄수화물 적게 먹기다. 두 번째는 근력이 생명 유지의 핵심이라는 사실을 통해 '정말 하기 싫은 중강도 운동'을 습관화하기다. 세 번째는 자연의 원리를 배반하지 않는 것으로 일찍 자고 일찍 일어나기다(그러려면 저녁 식사는 늦어도 7시 전까지 마쳐야 한다).

이런 팩트들을 바탕으로 가장 먼저 시작한 일(생명 유지)은 금연이었다. 어떠한 처방도 의지도 없이 단숨에 끊었다. 이 내용은 본문에서 자세히 다룰 것이다. 그리고 운동 중 가장 못 하는 것이 달리기였지만, 2년 만에 20km 달리기를 해냈다. 요즘도 매일 '나' 자신에게 감탄 중이다. 커피나 우유, 과일에 대한 건강상 논란거리도 위에서 언급한 '기자식 팩트 고르기'와 '경험'을 통해 나만의 섭취 방식을 정했다. 또한 아무리 좋은 운동도 횟수만 채우는 식의 숙제 같은 운동은 '효과 제로'라는 사실도 깨달았다.

나이 들어 가장 안 좋아지는 '뼈'와 '피'의 문제도 어릴 적 명제로 보면 당연히 병원에 가야했지만, 나만의 습관으로 쉽게(?) 극복할 수 있었다. 목디스크는 꾸준한 평지 걸음으로, 고지혈증 등 혈관의 문제는 식습관과 달리기로 '퀀텀 점프'하듯 해결했다. 이 내용도 본문에서 자세히 다룰 것이다.

아침에 힘들게 기상하던 습관은 언제 그랬는지 기억도 안 나고, 한 달에 한 번은 허리가 삐끗해 반나절은 구부리고 다녔던 통증도 남의 얘기가 됐다. 분기마다 한 번씩 도지던 설사는 한 번쯤 해보고 싶은 배변의 종류로 자리 잡왔다. 그리고 CT나 MRI 상에 남아있는 디스크 증거들은 실생활에서 통증으로 연결되지 못한 채 유물로 기록되고 있다.

나는 얼마 전 화장실에서 낙상해 안면에 네 군데 골절이 생겼다. 그리고 올해 받은 건강검진에서 담낭(쓸개주머니)에 종양 0.7cm가 새로 생겼다는 사실도 알게 되었다. 하지만 전처럼 건강염려증 환자 수준으로 걱정하지는 않는다. 이 문제는 또 그것대로 이겨나갈 방법을 궁리하면 된다는 자신감이 내 몸 어느 구석에서 이미 싹트고 있기 때문이다. 한 번 해봤으니, 두 번은 그리 어렵지 않을 것 같다.

건강을 지키기 위해 나의 습관을 변화시킨다는 것은 단기적으로는 병의 위험을 줄이거나 병을 치료하는 식의 해결책으로 여기지만 장기적으로는 내게 닥칠 어떤 위기와 위험에 대처하는 인생론을 터득하는 논리로 이해되고 읽힌다. 코로나19와 함께한 3년이 지나고 나서야, 식습관을 고치고 운동에 매진하는 근본적인 이유가 무엇인지 인생의 관점에서 조금이나마 알게 된 것 같다.

습관은 또 다른 습관을 요구한다. 그렇지 않으면 어제의 습관은 오늘의 나쁜 버릇일 뿐이다. 이는 아주 고약한 습관의 본질이다. 처음 시작한 일이 습관이 될 때까지 몸은 기꺼이 '변화'를 허락해 질병의 수치도 낮추고 다이어트도 손쉽게 거들지만, 어느 시점에 이르러서는 버릇으로 인식해 반복된 행위(습관)에는 꿈쩍도 안 한다. 다른 습관을 추가하거나 바꿔야 몸이 다시 놀라 긴장감을 갖고 내가 원하는 대로 비로소 움직인다.

물가가 오르면 생활 방식을 바꿔 적응해야 하듯, 습관의 금리가 인상되면 다른 생활 방식이 필요한 법이다. 오늘 팔굽혀펴기를 다섯 개 하면 내일은 여섯 개로, 오늘 1km를 뛰면 내일 2km로 올리는 식이다. 하지만 물가가 매번 오를 수 없듯 습관도 자주 교정할 수 없다. 분명한 건 몸이 지치지 않고 건강한 상태를 유지하려면 우리 뇌는 끝없이 몸과 전략적 싸움을 계속할 수밖에 없다는 것이다.

그러면서 또 깨닫는다. 나는 내가 하는 일에 최선을 다하고 있는 것일까. 어쩌면 '여우의 신포도'(자기 합리화, 변명)처럼 할 수 없어서, 또 해보지 못해서 "여기까지"라며 수긍하고 적응하는 건 아닐까.

건강을 향한 나의 도전은 몸으로 시작했지만 결국 정신으로 확장된다는 것을 신발 끈을 고쳐 매고 나가는 순간부터 절실히 느낀다. 정신적 한계를 극복할 힘을 몸에서 찾았다는 사실 하나만으로도 축복하고 감사한 일이다.

　덧붙여 발사믹 식초가 이렇게 달고 달리기가 게임보다 더 중독적이라는 건 시도해보지 않으면 절대 느낄 수 없는 나만 즐기고 싶은 안줏거리 같은 것이지만, 침이 마르도록 많은 분들에게 전파하고 싶은 마음 또한 어쩔 수 없다.

　고마운 분들이 있다. '중년아재의 건강일기'라는 제목으로 다룬 30회 연재 칼럼을 꾸준히 읽어 주신 독자들께 우선 감사 인사를 드리고, 무엇보다 적지 않은 시간 묵묵히 인내하며 졸작(拙作)을 기다려 준 이승현 좋은습관연구소 대표께도 감사한 마음을 전한다.

차례

01

믿었던 건강의 배신

비만을 단 한 번도 걱정해본 적이 없었다. 되레 살찌기 위해 갖은 노력을 했다. 내가 20세 때, 고인이 된 코미디언 김형곤이 방송에 나와 살찌는 노하우를 공개한 적이 있다. 요약하면 이렇다. "자기 직전, 라면 한 그릇을 끓여라. 그렇게 한 달만 해라." 무릎을 치고 바로 실행에 들어갔다. 한 달을 채우지 못했지만, 2주는 버텼던 것 같다. 하지만 몸무게는 전혀 늘지 않았다. 태생이 멸치처럼 말랐으니 더는 기대하지 말자며 먹고 싶은 거 실컷 먹는 즐거움과 자유를 만끽했다.

그렇게 단 한 번도 살이 찐 적 없이 50kg 중후반대 몸무게를 30년간 유지했다. 입대를 위한 신체검사에서는 키 179cm, 몸무게 52kg이 나왔는데, 담당자가 3kg만 빼면 현역 대신 방위로 빠질 수 있다고, 꿀 팁을 알려 줄 정도로 비대칭적 몸무게를 갖고 있었다.

공교롭게도 그렇게 먹으면서 튀긴 음식, 피자, 햄버거 등은 피했다. 피했다기보다 손이 가질 않았다. 살이 안 찌는 데는 다 이유가 있겠거니 했다. 마른 남자는 대체로 여성에게 인기가 없었다. 그런 대학 시절을 인내해 내는 유일한 자기 위안은 "말랐으니 성인병에서만큼은 자유롭겠군" 정도였다.

직장에 들어간 30세부터 20년간 마른 체질과 그것의 유지는 일종의 자부심으로 읽혔다. 갑자기 체중이 증가한 선배 앞에선 "근육이 있으시니 운동만 잘하시면 더 건강해지실 겁니다"같은 위로 아닌 위로를 건네면서도 속으로는 "역시 난 말라서 다행이야"라고 하며 안도의 한숨을 내쉬었다. 다이어트에 돌입했다는 취재원을 만날 땐 풍성한 오찬 앞에서 냠냠 쩝쩝 먹어주며 "제 소원은 살찌는 겁니다"라는 염장(?) 지르는 멘트도 서슴지 않았다.

유전적 요인으로 술을 못 마시는 것도 마른 체형 유지의 배경이었다. 하지만 그렇게 영원할 줄 알았던 마른 체형은 코로나19가 전 세계에 몰아치던 2020년 초반부터 삐걱거리기 시작했다. 이전과 생활 습관이 크게 달라진 것은 없다고 생각했는데, 나와 전혀 상관없는 병들이 어느 순간 건강 기록에 차곡차곡 쌓이기 시작했다.

　가장 먼저 눈에 들어온 이상 징후는 혈관이었다. 콜레스테롤*이 그 주인공. 혈압, 체중 정도만 건강의 기준 범위로 여겼던 나에게 이 낯선 용어는 불안감을 키우기에 충분했다. 2020년 총 콜레스테롤** 259mg/dL, 저밀도(LDL) 콜레스테롤**(일명, 나쁜 콜레스테롤) 174mg/dL. 나에게 선고된 수치였다. 이 수치 옆에는 항상 기준 수치가 따라다닌다. 간단히 얘기해 총 콜레스테롤은 200mg/dL, LDL콜레스테롤은 100mg/dL을 넘기면 위험하다는 뜻이다. 전년에는 총 콜레스테롤이 159mg/dL, LDL 콜레스테롤이 88mg/dL이었다. LDL 콜레스테롤은 1년 사이에 두 배 가까이나 뛰었다. 특히 내장에 지방이 쌓이는 중성지방** 수치는 72mg/dL에서 135mg/dL로 역시 두 배 정도 증가했다.

이해하기 힘들었다. 그 수치를 인정하고 참회하려면 분명 나쁜 무언가를 저질렀던 기억과 경험이 온전히 배어있어야 했다. 그러나 고백건대, 그런 기억이 없었다. 분명 이 수치는 치킨 한 마리에 맥주 서너 잔을 주중에 적어도 두 번 이상 함께 마시고, 휴일에 피자 한 판 시켜 콜라를 원샷으로 들이킨 짜릿한 목축임을 반추할 수 있어야 가능한 기록이었다. 피자나 햄버거는 1년에 한 번 먹을까 말까이고, 튀긴 음식은 가장 싫어하는 먹거리 중 하나이며, 술은 위에 언급한 대로 "(소주 기준) 두 잔 이상 마시는 게 소원"일 정도였다. 건강에 나쁜 일 한 적이 없다고 자부했는데, 왜 이런 수치들이 나온 걸까.

증거도 없고 설득도 되지 않는 이 수치에 분노와 짜증이 치밀었다. 도대체 어디에서 무엇이 잘못된 것일까. 그리고 어떻게 바로 잡아야 할까. 우선 왜 이런 수치가 일어났는지 다시 곰곰이 복기해야 했다. 이런 일은 '우연히' 발생한 재수 없는 형벌이 아니라 '반드시' 자신이 잘못한 무언가에 의해 탄생한 귀결일 테니 1년 전, 아니 지난 세월을 다시 돌이켜봐야 했다.

* 콜레스테롤이 50부터 중요한 이유

유럽 공동연구를 보면, 20대는 콜레스테롤 수치가 좀 높아도 심근경색 발병률에 큰 차이가 나지 않는다. 하지만 20년이 흐르면 그 위험도는 20배 넘게 차이가 난다. 젊을 때는 LDL 콜레스테롤이 혈관에 구멍을 내고 들어와서 흉터를 만들어도 피가 통하는 데 문제가 없지만, 세월이 흐르면 혈관이 꽉 막힌다. 그래서 50세를 기준으로 이전과 이후에 따라 심장병 발병이 세 배 이상 차이가 난다. 고지혈증의 원인이 되는 동맥경화는 15세부터 진행되는데, 50세 즈음 혈관에 쌓인 찌꺼기의 무게가 심장병 발병에 큰 영향을 끼친다.

** 총 콜레스테롤, 저밀도(LDL) 콜레스테롤, 중성지방

간에서 만든 콜레스테롤을 운반하는 수송책이 LDL 콜레스테롤(나쁜 콜레스테롤)과 HDL(좋은 콜레스테롤)인데, 세포막을 만들거나 유지하는 LDL이 수송 중 너무 많아지면 혈관 내막에 쌓여 혈관이 딱딱해지고 좁아져 동맥경화를 일으킨다. 이것이 머리에 막히면 뇌졸중, 심장에 막히면 심근경색이 되는 식이다. 혈관에 쌓인 LDL을 간으로 다시 싣고 가는 역할을 HDL이 하는데, 이 때문에 혈관청소부라고 불린다. LDL과 HDL 수치의 합을 총콜레스테롤이라고 하고 200 이하는 정상, 240 이상은 고지혈증으로 판단한다. 보통 LDL은 100 이하, HDL은 60 이상이 정상이다. 일각에서는 LDL보다 HDL 수치가 더 중요하다는 주장도 나온다. TG(중성지방)는 필요하지 않은 에너지가 지방으로 전환될 때 혈중 농도를 가리키는데, 150 이하를 정상으로 본다. TG는 먹는 것에 영향을 많이 받기 때문에 식이조절만 잘하면 수치가 금방 떨어진다. LDL과 TG는 혈관의 건강을 막는 '악의 축'이다.

02

"차라리 이혼을 하지,
어떻게 금연을…"

끽연가였다. 많게는 하루 담배 두 갑을 피웠다. '식후연초 불로장생'이라는 시쳇말처럼, 식사의 목적이 담배를 피우기 위해서였다고 할 만큼 담배를 아끼고 사랑했다. 개인적인 이점을 덧대자면 글을 쓰다 막힐 때, 상황의 전환이 필요할 때, 정서적으로 불안하거나 힘들 때 담배만큼 의지하기 좋은 게 없었다. 누군가 "이제 끊을 때도 되지 않았나"라고 물으면, 그때마다 습관처럼 던진 대답은 "차라리 이혼을 하면 했지, 어떻게 금연을…"이었다.

『상식의 오류 사전 1』이라는 책에서 담배가 백해무익

하나 딱 한 가지 좋은 점이 있다면 그것은 치매 예방이라는 글을 본 적이 있다. 그래서 흡연 작가들이 치매의 영향을 덜 받는다고 하는데, 믿거나 말거나다. 치매 예방 및 치료에 관한 한 그나마 그럴듯한 설명이나 설득은 크게 두 가지로 나뉘는데, 두뇌를 계속 쓰는 것과 걷기다. 걸으면서 머리를 쓰면(이를테면 9단이 넘어가는 구구단을 외거나, 끝말잇기를 하거나 등) 치매 방지에 최적의 효과를 볼 수 있다는 의학적 소견도 있다.

치매까지 들먹이며 옆길로 샜지만, 담배 얘기를 꺼낸 것은 1장에서 다룬, 이해가 되지 않는 콜레스테롤의 수치 증가와 연관 짓기 위해서다. 차분히 기억을 더듬어 복기했다. 콜레스테롤, 특히 나쁜 콜레스테롤의 증가는 보통 △유전 △비만 △지나친 지방 섭취 △과도한 음주 △당뇨 △운동 부족 다섯 가지 원인으로 설명된다. 그러나 이 중 내게 걸쳐있는 항목은 단 한 개도 없었다. 부모가 혈관에 관련된 병을 앓은 적이 없고, 내 체중은 2020년 초 60kg대 초반(키 179cm)인 데다, 지방 섭취는 되레 모자란 게 문제였고, 음주는 소원 중 하나일 정도로 간절히 원했던 식습관이었으며, 당뇨는 그 뜻조차 관심 없을 만큼 '타인의

일'로 치부했다(서문에서도 밝힌 바 있다). 등산, 수영, 자전거, 테니스를 즐기는 내게 운동 부족도 거리가 먼 요인이었다.

남은 건 담배, 담배가 영향이 없었다고 말할 수는 없지만 그렇다고 지대한 영향을 미쳤다고 보기도 어려웠다. 콜레스테롤은 식습관과 관계가 더 밀접하기 때문이다. 그래도 따지고 따져 나올 인자가 없다면 담배, '너의 죄'를 묻지 않을 수 없었다. 게다가 30년 동안 피우면서 매일 힘든 육체를 마주했으니, 이참에 끊는 것도 일거양득일 수 있다는 계산이 나왔다.

하지만 금연 실패 사례가 주변에 너무 많아 시작도 하기 전에 겁이 덜컥 났다. 혼자서 하려 하지 말고 병원이나 보건소의 도움을 받으라는 조언이 많았다. 그 말을 믿고 집 근처 보건소에 들렀다. 보건소 관계자는 중도 포기를 막기 위한 최선의 방법으로 패치나 약을 권장했다. 확실히 끊기 위해 '챔픽스'라는 약을 복용하려다 환청 같은 신경계 부작용을 듣고는 바로 포기했다. 패치나 금연 껌 같은 보조 치료제도 염두에 뒀으나, 의존성 버릇이 가져올 약한 의지에 이내 거리를 뒀다.

그렇다면, 금연의 연속성을 지키는 가장 좋은 비법은

무엇이었을까? 의외로 간단했다. 결과적으로 '금연 4년 차'를 지킨 현재 시점에서 돌이켜보면, "내가 만약 담배를 피운다면"이라는 가정법을 동원하는 것이었다.

금연을 시작해도 빨리 포기하는 것은 지울 수 없는 '기억' 때문이다. 식사를 마친 뒤 한 모금 들이킬 때 목구멍을 꽉 채우는 질식의 쾌감을 어떻게 잊을 수 있을까. 술을 동반한 흡연은 취기를 달래는 각성제이고, 힘든 운동과 노동을 끝내고 마주하는 담배는 수고와 노력에 대한 보상이다. 이런 기억에 대응해 "내가 지금 피운다면"이라고 상상하며 의사 말대로 수억 개의 폐포(허파꽈리, 기도 맨 끝 부분에 위치한 포도송이 모양의 공기주머니로 폐포의 면적이 호흡의 양을 결정한다)가 하루에 수만 개씩 줄어들어, 결국에는 어느 날 계단을 오를 때 만성폐쇄성폐질환으로 숨을 못 쉬게 되고 노화로 조금씩 약해진 전립선과 관절, 만성 피로 등이 더 악화하는 새로운 경험을 '기억'해 볼 수 있다.

덧붙여서 "내가 피운다면" "이번에 안 피우고 넘어갔다면" 피우기 전만큼 정신이 맑았을 텐데 라든가, 1년이나 5년 뒤 흡연으로 어떤 수술을 받고 치료 과정과 재활에 쏟는 시간을 상상할 때 드는 온갖 후회들을 마찬가지로 '기억'해낼 수 있다. 미리 기억함으로써 과거의 기억을 떨쳐내는 것이다. 이렇게 되면 과거의 기억은 즐거움으로 남지만, 미래의 기억은 공포에 가깝다.

금연 첫날부터 한 달간 이 가정을 수없이 되풀이하며 지켰다. 이 악물고 억지로 지킨 것도 아니었다. 금연하고 두 시간이 지날 땐 "그래, 아까 안 피우길 잘했지", 하루가 지났을 때는 "어제 피웠으면 아침에 이렇게 일찍 못 일어났겠지"같은 '여우의 신포도' 합리화로 즐겁게 이겨냈다. 그렇게 1년간 잘 버텼다고 생각했는데, 이번에는 생각지 못한 곳에서 '일'이 터졌다.

03

금연 후 당뇨, 건강의 역설

담배를 끊었더니 후각이 되살아났다. 모든 맛에 민감해졌고 식욕이 불타올랐다. 조금씩 살이 찌기 시작했다. 안도감이 들었다. 내 키에 적정 체중은 70kg 정도여서 앞으로 6kg까지 더 늘어도 문제가 없을 것 같았다(금연을 막 시작할 무렵인 2020년 6월 당시 몸무게는 64kg였다).

보건소에서는 한 달에 한 번 잊지 않고 전화를 해 금연 지속 여부를 체크했다. 처음 몇 달은 "금연 잘하고 계시죠?"라는 똑같은 물음에 "네"하고 짧게 대답하고 끝냈다. 6개월 즈음 지났을 때 "근데, 살이 계속 쪄요. 특히 옆구리 살이요"라고 대답하니 "금연하면 대개 10kg은 금세 쪄요.
너무 걱정 안 하셔도 돼요"라고 보건소 관계자는 흔히 있
는 일인양 대수롭지 않게 답변을 했다.

"배고프면 견과류를 먹어라"라는 말은 다이어터(다이어
트를 하는 사람)나 식습관을 조절하는 이들의 공통 규율처럼
인식되고 있다. 건강을 유지하겠다고, 밀려오는 식욕 억제
제로 견과류를 선택했다. 일하면서 집어 먹는 견과류가 처
음에는 한두 알 정도였다가 어느새 밥 공기 한 사발 정도
로 불어나 있었다.

그렇게 금연한 지 1년 6개월, 건강검진을 다시 받았을
때 충격적인 결과가 나왔다. 위험 신호가 없었던 건 아니
지만, 공복혈당*이 136mg/dL에서 151mg/dL, 당화혈색
소*가 6.2%에서 6.9%로 1년 전인 2020년보다 급격히 올
라 있었다. 당뇨 전단계(위험군)였다. (공복혈당의 정상 범위는
70~100mg/dL인데, 통상 126mg/dL 이상이면 '당뇨병'으로 진단한
다. 당화혈색소는 4~5.6% 정도가 정상 구간이다. 정상 범위는 공복혈당
100mg/dL 미만, 당화혈색소 6.1% 이하여야 한다.)

내가 받은 수치는 결론적으로 약을 복용해야 한다는 뜻
이었다. 공복혈당은 수치가 좀 높아도 웬만하면 봐주지만,

당화혈색소가 6.2%(경고 수치)를 넘어가면 더 이상 봐줄 수 없다는 신호로 읽힌다.

2021년 12월

의사 수치 보셨죠? 이제 약을 드셔야겠네요.

나 억울합니다. 밀가루 음식도 잘 안 먹고 유전도 없고 적정 체중까지 끌어올렸는데 당뇨라니요. 제가 과체중입니까? 게다가 금연까지 했잖습니까.

의사 수치는 거짓말하지 않습니다. 작년에도 경고 신호를 받았는데, 적극적인 개선을 하지 않았다는 증거겠지요.

나 매일 산에, 그것도 맨발로 50분씩 다닙니다. 운동도 열심히 했는데, 당뇨를 받아들이기 힘듭니다.

의사 산에 다녀서 그나마 이 정도 수치가 나온 거예요. 유전도 본인이 그 시작일 수 있고요. 여하튼 3개월 후에 다시 검사 결과를 보고 얘기하시죠.

당뇨는 공복혈당보다 당화혈색소가 더 중요하다. 공복혈당은 일회성으로 높아졌다가 낮아졌다 할 수 있지만, 당화혈색소는 하루 이틀이 아닌 핏속의 평균 당 수치로 문제의 정도를 정확히 알려주는 지표다. 특히 3개월마다 이 수치가 바뀐다. 비유하자면 매실청을 담글 때 매실을 넣고 설탕을 첨가하는데, 이때부터 3개월간의 단 정도를 재는 식이다. 3개월이 지나면 새로운 매실청을 담그는 시기가 도래하기에 당뇨 환자들은 3개월마다 갖은 노력(식이 습관/운동 조절 등)으로 당의 농도를 다시 설계할 수 있다. 그러니까 나에게는 2022년 새해부터 3개월의 시간이 새로 주어진 셈이다.

평생 나와 관계가 없을 것 같았던 당뇨가 내 생활의 중심으로 자리 잡자, 모든 일상을 새로 꾸려야 했다. 급선무는 당뇨가 무엇인지부터 공부하는 것이었다. 나에게 왜 이런 병이 왔는지 여전히 의문투성이였지만, 원인을 차근히 찾아 나서야 했다.

당뇨의 발병 원인들은 개인마다 조금씩 다르지만, 큰 범주에선 비슷하다. 우선, 콜레스테롤 수치가 높은 사람들은 당뇨 발병률이 높다. 앞의 글에서도 말했듯 나는 나쁜 콜레스테롤 수치가 높으니 당뇨 확률 또한 다른 이보다 더 높게 나타난다. 견과류를 아무 생각 없이 과다 섭취한 것도 배제하기 어려운 요인 중 하나고, 코로나로 갇혀 사는 동안 소주 한 잔에 홍초를 섞어 저녁 반주로 먹었던 습관도 문제가 될 수 있다.

이렇게 기억의 징검다리를 두드리다 보니, 걸리는 게 한두 가지가 아니었다. 식사 때마다 밥 한 공기를 무조건 비울 만큼 탄수화물에 진심이었고 피자, 햄버거, 치킨만 먹지 않았을 뿐이지, 당 떨어진다며 먹은 빵이나 과자도 시청했던 영화 수만큼이나 빠르게 카운팅 됐다.

아침을 거르면 점심때 칼로리 섭취량이 늘어나 당뇨 확률이 높다는 독일 연구 결과도 있다. 독일 당뇨병 센터가 9만 6천 명을 대상으로 진행한 연구논문 결과에서는 아침을 거른 사람이 먹은 사람보다 당뇨 확률이 33%나 높았다. 돌이켜보건대, 나는 지난 30년 가까이 아침을 대부분 걸렀다.

당뇨가 무엇인지 아무것도 몰랐을 때는 평생 안고 가야 하는 불치병 같은 인식이 강했는데 공부할수록, 병의 껍질을 벗길수록, 당뇨라는 병의 특징을 함께 느낄 수 있었다. 당뇨와 점점 더 친해지면서 앞으로 내 안의 문제를 어떻게 풀고, 어떤 생활 습관을 가져야 하는지 알게 됐다. 다음

장에선 그런 노력이 무엇이고, 실제 내 몸에 어떻게 반영되었는지 얘기할 것이다.

의학계에선 당뇨를 심하게 앓는 사람, 적당히 앓는 사람, 당뇨가 없는 사람 이렇게 세 부류 중 가장 오래 사는 부류로 '적당히 앓는 당뇨 환자'를 꼽는다. 과욕과 무관심의 경계에서 절제라는 가치를 부단히 실천하기 때문이다.

*공복혈당과 당화혈색소가 50부터 중요한 이유

공복혈당은 하루의 건강을 알려주는 중요한 지표다. 늦은 과식을 하고 아침에 (공복) 혈당을 재면 당연히 오른다. 운동한 뒤 다음 날 재면 혈당은 떨어진다. 전날 '내가 어떻게 먹고 행동했는지' 건강을 가장 확실하게 아는 방법과 같다. 공복혈당의 목표치는 99 이하를 정상, 100~125 당뇨 전단계(위험군), 126 이상 두 번 이상 나오면 당뇨로 각각 진단한다. 당화혈색소는 하루의 평가가 아닌, 3개월간의 평균 혈당 조절 상태를 알려주는 지표다. 하루의 '실수'는 만회할 수 있지만, 3개월 동안 누적된 실수는 쉽게 되돌릴 수 없다. 당화혈색소는 6.5 미만을 유지하는 것을 목표로 한다. 나이가 들면(50세가 넘어가면) 기초대사량(생명 유지에 필요한 최소의 열량)이 떨어져서 조금만 먹어도 살이 금세 찌고 내장지방 증가로 이어져 혈당 조절이 어려워진다. 식이조절을 통해 지방을 없애고 운동을 통해 근육량을 늘려 혈당을 조절해야 하는 이유가 여기에 있다.

04

당뇨 극복 '3가지 먹는 원칙'

금연을 하는 동안(당뇨 전단계 판정도 받았다) 몸무게는 64kg 에서 72kg으로 8kg가량이 늘어 있었다. 키(179cm)에 비하면 심각한 수준은 아니지만 몸무게를 신경 쓰지 않을 수 없었다. 몸무게 증가의 원인은 대부분 허리에 있었다.

"이것이 그 유명한 내장지방이라는 거군"혼잣말로 읊다가 살 여기저기 만져보니, 옆구리 살은 삐죽삐죽 튀어나왔고 뱃살은 올챙이배 모양으로 완만한 경사를 이루고 있었다.

왜 살은 얼굴과 어깨, 팔, 허벅지, 다리 쪽으로 붙지 않고 배로만 몰리는 걸까. 거울 속에 비친 내 뱃살은 이런 한탄을 비웃기라도 하듯 제멋대로 늘어지며 출렁거렸다. 허리 둘레 31인치 바지는 혁대를 더 이상 요구하지 않았다. "살이 다른 곳으로 갔다면 그건 당뇨의 신호가 아니었겠지"같은 나름의 자책성 멘트로 슬슬 문제를 인식하기 시작했다. 어쨌든 뱃살은 '위험한 신호'였다.

사랑이 허리 상학적 관념과 허리 하학적 욕망의 끊임없는 투쟁인 것처럼, 당뇨도 뱃살과 허벅지의 총성 없는 전쟁이다. 당뇨는 허벅지가 튼튼하고, (허벅지) 근육이 많은 이들을 공격하기 어려워한다. 동계올림픽 때마다 만나는 쇼트트랙과 스피드스케이팅 선수들의 굵은 허벅지가 부러운 것은 바로 그런 이유에서다.

당뇨를 제어하는 것은 췌장에서 분비되는 인슐린이라는 호르몬이다. 인슐린은 쉽게 비유하면 택배 기사로 우리가 먹는 음식물이 포도당으로 바뀌면 그걸 몸속 곳곳으로 운반해주는 역할을 한다. 인슐린이 가장 바빠질 때가 지방, 단백질, 탄수화물 중 탄수화물이 들어올 때다. 탄수화물이 포도당으로 가장 빨리 바뀌기 때문에 넘치는 에너지를 인슐린이 빨리 배달을 해야 하는데, 발 빠르게 움직이지 않으면 물건을 놓치게 된다.

물건을 놓칠 때(배달을 제때 하지 못할 때) 몸에서는 인슐린 저항성이 만들어진다(배달에 저항하기 때문에). 저항성이 높다는 것은 인슐린이 제 기능을 발휘하지 못한다는 것을 의미한다. 그리고 인슐린은 포도당을 다 배달하고 남은 물건을 저장고에 저장해야 하는데, 첫 번째가 간이고 나머지는 내장지방이다.

'저항성'과 '저장고'는 당뇨를 이해하는 핵심 키워드다. 저장고를 얘기할 때 허벅지는 아주 중요한 요소다. '쓰레기 매립장'이기 때문이다. 허벅지가 굵고 튼실하면 인슐린이 배달하고 남은 포도당을 간이나 내장지방으로 저장할 필요가 없다. 바로 허벅지에서 소각하면 그만이다. 하지만 허벅지가 허약하면 간이나 내장지방으로 직행한다.

혈당을 재지 않고도 당뇨 끼가 있는지 확인하는 가장 확실한 방법은 식사 후 졸음이 쏟아지는지 아닌지를 살피는 것이다. 밥 한 공기를 다 먹은 후와 반 공기만 먹은 후, 둘만 비교해도 결과는 즉시 나타난다. 탄수화물 양이 적으면 물건 배달할 양도 적기 때문에 인슐린이 바쁘게 움직이지 않아도 된다. 즉, 졸음이 덜 쏟아진다. 이런 과정을 조금이라도 이해할 수 있어야 당뇨를 어떻게 관리할지 세심한 계획을 세울 수 있다. 생활 병으로 인식되는 당뇨는 크게 식이습관과 운동요법 두 가지로 관리한다. 골고루 먹기, 규칙적으로 먹기 등은 누구나 알고 있는 보편적 상식처럼 인지되지만, 선택과 집중 면에서는 효율적 관리가 필요하다.

식이습관부터 체계적으로 개선하기 위해 저항성과 저장고 관점에서 당뇨는 어떻게 관리할 수 있을까. 저항성을 낮추고 저장고에 갈만한 양을 줄이려면 3대 영양소 중 탄수화물을 적게 섭취하거나 섭취하더라도 늦게 도달하도록 만들어야 한다. 그래서 당뇨 예방을 위해 꼭 지켜야 할 제1 원칙이 밥 한 공기를 '반'만 먹는 것이다. 나 역시도 백미든, 현미든, 잡곡이든 상관하지 않고 무조건 반을 덜어내는 습관부터 지키려고 했다. 개인별 특성이 달라 누구에게나 똑같이 적용되지 않겠지만 특별한 원인을 찾기 어려운 '나의 당뇨병'에도 나름 먹히는 수법이어서 다른 이들에게도 적극적으로 권장하고 싶다. 다만 양이 적어 허기를 금방 느낄 수 있기 때문에 제2 원칙 '느리게' 먹는 조합이 필요하다. 한국인의 평균 식사 시간은 5분에서 10분이

채 되지 않는다. 최소 15분에서 20분까지 시간을 재서 먹는 습관이 필요하다는 얘기다.

내 경험으로는 밥 반 공기를 젓가락으로 조금씩 떠서 입안에서 30회씩 씹어도 15분 정도 걸린다. 전에는 천천히 먹는 사람을 답답한 눈길로 쳐다보며 다시는 같이 먹지 말아야겠다고 다짐하곤 했지만, 이제는 오히려 내가 눈총을 받는 대상으로 바뀌었다. 한 실험 결과 5분 미만의 식사는 15분 이상의 식사보다 비만 위험 3배, 당뇨 위험 2배, 고지혈증 위험이 1.8배 높았다.

마지막 원칙은 먹는 '순서'다. 양을 반으로 줄이고 느리게 먹는 습관으로 바꾼 뒤 완성해야 할 화룡점정은 무엇부터 먹을까다. 먹는 순서가 달라지면 혈당도 달라진다. 혈당은 높은 수치가 문제가 아니라, 그 수치가 급격히 오르락내리락하는 변동이 문제다. 음식을 먹고 혈당이 급격히 오르면 인슐린이 힘을 많이 쓰게 되고, 반대로 혈당이 낮아지면 초콜릿 등 당을 섭취해서 다시 올리는 '혈당 스파이크'(혈당의 급격한 변동)의 악순환이 반복된다. 그래서 혈당을 일정하게 유지하는 것이 중요하다.

먹는 순서를 "채소-고기(단백질)-밥(탄수화물)"처럼 탄수화물을 마지막에 먹는 습관을 지키면 혈당 유지에도 큰 도움이 된다. 이는 탄수화물이 포도당으로 쉽고 빨리 바뀌기 때문에(인슐린 활동량이 증가) 이를 막기 위해 채소가 위장으로 먼저 내려가 보호막을 치는 것이다. 채소의 희생정신에 박수를 보내지 않을 수 없다.

다른 실험에서도 무작위 순서로 음식을 먹는 것과 위 순서를 지켜서 먹는 것을 비교했을 때 혈당은 최대 60mg/dl 정도의 차이가 났다. 그리고 당화혈색소 역시 낮게 유지되는 것으로 나타났다. 내 경우, 3개월간 지켰을 때 나타난 변화는 놀라웠다. 처음엔 흰 쌀밥을 반밖에 못 먹는다는 생각에 슬펐고, 느리게 먹고, 순서까지 지켜야 하는 원칙 앞에선 "꼭 이렇게까지 할 일"이냐며 불만을 품기도 했다. 하지만 습관 개선이 중요한 목표인데다, 원칙에의 적응도 무시할 수 없는 과정이었다. 그렇게 묵묵히 수행한 결과, 인내와 노력이 가져온 놀라운 변화는 기대 이상이었고 힘들어 보이던 숙제는 즐거운 놀이로 다가왔다.

내 몸은 점점 어떻게 바뀌었을까. 기대하시라! 개봉박두!

05
샐러드는 '약', 드레싱 섞는 순간 '독'

먹는 원칙을 세운 다음 식단 검토를 시작했다. 가장 먼저 한 일은 아침 샐러드 챙겨 먹기였다. 정확히 말하면 아침과 저녁 두 번이었다. 채소만으로 꾸리는 샐러드는 어딘가 밋밋해서 과일 몇 종류를 함께 넣었다. 다만 당뇨 환자는 과일을 '적당히' 섭취해야 하므로 양에 특히 신경을 써야 한다. 의사 등 전문가들이 추천하는 양은 주먹 한 움큼 정도다. 매번 일일이 잴 수 없기에 눈대중으로 가늠한다. 한 끼마다 사과는 5분의 1, 오렌지는 4분의 1, 블루베리는 5~7알 정도다. 3대 노란색 단 과일인 바나나, 망고, 파인

애플은 당뇨에 '적'이다. 보지도 사지도 말아야 할 블랙리스트이다.

샐러드를 만들 때는 어린잎 채소를 깔고 오이 3분의 1, 파프리카 반 개, 토마토 반 조각이 필수다. 처음에는 라디치오, 양상추, 적근대, 치커리, 로메인 같은 두툼한 채소로 구성된 패키지 샐러드를 구입해서 먹곤 했는데, 여러 과일과 섞이면서 양도 많아지고 씹기도 불편해져서 어린잎으로 바꿨다. 이렇게 만들어진 샐러드는 약이나 다름없다. 여기에 그냥 먹기가 내키지 않고 껄끄럽다고 드레싱을 뿌리면, 어떤 걸 섞느냐에 따라 약으로 남아있기도 하고 독으로 변하기도 한다.

처음에는 '단짠'(단맛과 짠맛의 궁합) 드레싱이 필수였다. 유자청, 머스타드, 키위 등을 베이스로 하는 시중에 파는 각종 혼합 드레싱은 어떤 맛 없는 채소도 '환상의 풍미'로 바꾸는 묘기를 부린다. 이 맛에 한 번 중독되면 빠져나오기가 쉽지 않다. 섞어 놓고 보면 채소를 먹는 것 같지만, 알고 보면 달고 짠 해로운 성분들이 몸속으로 흡수되고 나중에는 빠져나오지도 못한다는 사실을 기억해야 한다.

샐러드를 건강하게 먹는 방법 등을 조사해서 만난 최상

의 결론은 채소와 야채는 생으로(믹서기에 주스 형태로 갈지 않고), 드레싱은 오일과 식초 구성으로만 넣어야 한다는 사실이다.

고지혈증과 당뇨가 있었던 내가 더 효과를 본 드레싱은 아보카도 오일과 발사믹 식초다. 설탕 드레싱에서 이 두 가지 드레싱으로 바꿀 때 '지속 가능한 섭취'를 위해 주의해야 할 점은 발사믹 식초에 포함된 과즙의 농도다. 농도가 옅은 식초를 드레싱으로 먹으면 신맛이 강해 먹기가 힘들다. 밍밍한 샐러드를 최소한의 맛있는 음식으로 탈바꿈하기 위해서는 발사믹 식초의 포도농축과즙 농도가 최소 60%에서 80% 정도 사이에 분포된 것이 좋다.

이렇게 최소한의 조합으로 구성된 드레싱만으로도 충분히 식감을 즐길 수 있다. 첫 적응이 어색해서 그렇지 두어 번만 먹어보면 금세 적응이 된다. 여기에 아몬드와 호두를 갈아 섞어주면 부족한 고소함과 달콤함까지 챙길 수 있다.

올리브·아보카도 오일과 식초가 건강에 얼마나 이로운지는 재차 설명하진 않겠다(개인 체질과 오일의 끓는 점에 따라 달라지는 특성이 있긴 하다). 특히 식초는 노벨상만 세 번이나 받을 정도로 알면 알수록 신기하게 끌리는 요물이다.

이 단순한 지중해식 소스는 해마다 건강식 요리법 1위에 오를 만큼 세계 전문가들도 인정한 레시피다. 이를 응용해서 샐러드를 먹을 때 식빵이나 크루아상 종류 대신 통밀이나 호밀로 만든 빵을 선택한 뒤 치즈를 얹어 오일+식초에 찍어 먹으면 그 맛이 일품이다. 통밀이나 호밀의 밋밋하고 텁텁한 느낌을 상큼하게 바꿔주며 입안에 생기를 북돋아 준다. 여기에 삶은 달걀 하나까지 섭취하면 아침에 필요한 칼로리는 대략 챙긴 셈이 된다. 모든 열량을 세세하게 재거나 필요한 영양소를 일일이 계산할 필요도 없다. 지금까지 여러 조합을 시도하고 적용해보다 내게 가장 잘 맞는 지금의 식단이 만들어졌다. (이 방법은 이 글을 읽는 분들에게도 무척 권장하고 싶은 방식이다).

당뇨 이후 식단을 짤 때 맨 처음 넣은 식자재가 고구마다. 고구마는 식이섬유가 풍부하고 혈관 개선에 암 예방까지 도움을 주는 훌륭한 음식이다. 심지어 당뇨 예방 효능에도 좋다. 하지만 당뇨 환자에게는 '어떻게' 먹느냐에 따라 약이 될 수도, 독이 될 수도 있다. 생고구마 하나는 혈당치의 상승률을 나타내는 혈당지수(GI, Glycemic index:

100g의 탄수화물을 섭취했을 때의 혈당 상승 속도를 점수화한 것)가 55밖에 되지 않는 저혈당 지수 식품이지만, 굽거나 찌게 되면 혈당지수는 두 배 이상 높아진다. 군고구마로 먹으면 밥 한 공기를 다 먹는 셈이니, 생으로 먹을 요량이 아니면 침을 삼키며 참아야 하는 음식이다.

이런 식으로 고르고 고르다 보면 맛도 있고 걱정도 없는 음식군을 어느 정도 찾을 수 있게 된다. 요약하면 △채소와 과일을 섞은 오일+식초의 조합 △통밀이나 호밀빵 △달걀 한 알과 치즈 한 조각이 '식단의 정답'이라고 자신 있게 말할 수는 없어도 최소한 빈틈없이 짠 영양식이라고 조심스럽게 얘기할 수 있다.

건강식은 먹고 싶은데, 그냥 먹으면 맛이 없고, 그래서 '악마'가 건네는 '단짠의 유혹'에 넘어간 후 "그래도 난 채소 먹었으니까" 같은 합리화로 점철된 식사 시간이 적지 않다. 예를 들어, 현미밥으로 다이어트를 시작하거나 당뇨를 극복하려고 하는데, 여기에 고추장을 넣어 비벼 먹으면 채소에 '단짠' 드레싱을 섞는 과정과 크게 다르지 않다. 고추장이 설탕 덩어리인 건 주지의 사실이지만, 현미라는 큰 건강식 앞에 고추장이라는 작은 흠집 정도는 대수롭지 않게 여기는 경우가 많기 때문이다. 물론, 고추장 몇 번 먹었다고 몸이 큰 영향을 받는 건 아니지만, 그렇게 시작된 단맛의 중독이 깊고 넓게 퍼질 수 있다는 게 문제다. 초밥하면 가장 먼저 떠오르는 이미지도 건강식이다. 회가 주는 신선한 느낌 때문에 초밥 자체가 이롭다고 생각하지만 설탕과 식초로 뭉친 초밥의 속성을 알면 다이어트 식품 목록으로 올리기가 쉽지 않다.

당뇨 환자는 무엇보다 뱃살을 줄여야 한다. 뱃살을 줄이려면 운동보다 시급한 것이 음식이다. 음식은 혈당을 조절하므로 무엇을 어떻게 먹느냐가 관건이다. "설탕으로부터 피하고 탄수화물로부터도 숨는" 기본 법칙을 지키지 않는다면 몸의 관리는 하나 마나다. 재료 선택 하나만으로 우리 몸에 약이 되거나 독이 되기도 한다.

06 / 식사 전 운동 VS 식사 후 운동

식이 습관이 어느 정도 자리를 잡아가자 이번에는 운동이 화두였다. 콜레스테롤만 문제였다면 식이 조절로 끝내려고 했는데, 당뇨까지 겹쳐 운동을 피할 수 없었다. 당뇨는 혈당 조절이 중요해 음식이 1차 방어벽이라면 운동은 마지노선이다. 만약 라면이 너무 먹고 싶어 면에 밥까지 말아 먹었다면 최소 30분 이상 걸어야 한다. 걷고 안 걷고의 단순한 차이가 혈당 수치를 최대 두 배 가까이 벌리기 때문이다.

운동을 '어떻게' 해야 할까. 이 질문에 대한 대답은 의

견이 크게 갈리지 않을 정도로 정해져 있다. 근육 운동과 유산소 운동이다. 이 두 가지 운동을 병행하는 요법에 이견은 없다. 순서도 근육 운동을 먼저 하고 유산소 운동을 뒤에 하는 게 바람직하다. 무산소(근육) 운동을 하면 탄수화물을 먼저 고갈시킨 뒤 지방도 빠르게 연소시킬 수 있기 때문이다. 쉽게 말하면 스쿼트나 팔굽혀펴기 같은 운동을 한 뒤 걷거나 뛰라는 얘기다.

당뇨 판정을 받은 내가 세끼 식단에 맞춰 하는 운동은 아침 근육 운동, 점심 걷기, 저녁 근육 운동 뒤의 뛰기다. 아침엔 팔굽혀펴기(푸쉬업) 30회 그리고 허리를 편 상태에서 앉았다 일어나는 스쿼트 30회를 '간단히' 하고, 점심엔 청계천이나 삼청동 주변을 40~50분 걷는다. 걸을 땐 평소보다 10cm 더 큰 보폭으로 걸어 심장 박동수를 높인다. 이렇게 걸으면 만보계 기준 6천 보에서 7천 보 정도가 나온다. 저녁엔 해가 없고 사람이 드문 홍제천 변을 3km 남짓 달린다. 이렇게 하면 걸음 수로 4천 보 정도 기록되는데, 캐시워크(걸음 수에 따라 포인트를 적립, 현금처럼 쓸 수 있다) 앱으로 합산하면 하루 평균 1만 보를 상회한다. 그렇게 모은 캐시가 지금까지 7만 점이 넘었고, 커피로 교환해 쓰고 남은 캐시도 3만 점이나 된다.

　이런 식의 운동이 어떤 체계적인 시스템에 따라 마련된 것은 아니다. 아침은 아침 식사 준비가 생각보다 길어출근 시간을 고려해 근육 운동에만 집중한 것이고, 점심은햇빛을 감안해 걷기를 택했을 뿐이다. 저녁 근육 운동은스쿼트 60회, 턱걸이 15회 등을 한다.

　달리기는 원래 운동 계획에 포함되지 않았다. 선천적으로 내게 맞지 않는 운동인 것처럼 고통스러웠기 때문이다.대학입시 때 (어쩔 수 없이) 1km를 거품 물고 달린 기억을제외하곤 단 한 번도 달려본 적이 없었다. 달리기를 못 하고 싫어했기에 수영이나 자전거, 테니스, 등산 같은 대체운동으로 만족해야 했다. 하지만 당뇨 판정을 받고 축 처진 뱃살을 줄일 극적인 효과의 운동을 검색하다 보니, 공통의 키워드가 '달리기'였다. 하루에 1만 보를 걸어도 절대 빠지지 않은 뱃살을 과감히 통솔해 줄 구세주가 달리기라니. '그'는 나의 천적이 아니던가.

　새로 시작해야 했다. 달리기는 어떤 운동인지, 나에게맞지 않아도 할 수 있는 건지, 중년이 해도 무리가 없는 것인지 공부해야 했다. 우선, 달리기가 건강에 좋은 운동이라는 점을 새삼 강조할 필요는 없을 듯하다. 다만 중년의 달리기가 관절에 어떤 영향이 있지 않을까 걱정하는 마음이 있었는데, 알아본 결과 이 역시 기우였다. 한 연구 결과는 80세까지 꾸준히 달리기를 한 결과, 달리기하지 않은 60세보다 관절이 더 건강했고 심지어 20, 30대처럼 근육이 발달하면서 관절이 잘 보존된다고 했다. 여기까지 알게 되자 달리기는 선택이 아닌 필수였다.

달리기에 대한 두려움이 컸던 터라, 시작은 미미했다. 처음에는 2분 정도 달리고 1km 걷기를 5일 했고, 이후 1km 달리고(6분) 다시 1km 걷기를 5일 하는 식으로 조금씩 늘렸다. 2주가 지났을 땐 3km를 18분에 달렸다.

지방을 태우고 제대로 된 운동 효과를 보려면 30분(5km) 이상 달려야 한다고 하는데 체력과 인내력, 다음 운동을 고려해 3km로 한계 운동 거리를 지정했다. 회사 선배가 매일 10km씩 달리는 계획을 세웠다가 며칠 되지 않아 '피로 골절'로 입원했다는 소식을 듣고, '적당한' 운동량을 설정하는 것이 무리한 실행보다 더 중요하다는 걸 알게 됐다.

이제 '언제' 해야 할까가 남았다. 인터넷에서는 "식사

전이 좋다""아니다, 후가 좋다" 시끌벅적 논쟁 중이었다. 식전 운동파는 식사 후의 운동은 소화를 방해하고 지방을 태우는 것에도 효과가 떨어진다고 보았다. 식후 운동파는 탄수화물 대사 처리 속도가 빨라지므로 혈당을 낮추는 데 도움이 된다고 주장했다. 초기 연구에서는 공복 운동이 식후 운동보다 지방 연소에 더 도움이 된다고 했다. 하지만 몇 년 후 또 다른 연구에서는 식사 전이나 후나 모두 체성 분을 줄이고 통계학적으로도 개인마다 다르고 식사량에 따라 다를 수 있다고 했다.

최근 경향은 근육 운동 같은 격한 운동을 하는 사람에게는 공복 운동이, 혈당을 낮추려는 이들에게는 식후 운동이 권장되는 식으로 언급된다. 결국 당뇨가 있는 사람은 식후 운동이 적합하다. 혈당에 바로 영향을 주기 때문이다. 하지만 여기엔 약간의 시간이 필요하다. 걷기는 숟가락 놓자마자 바로 해도 무방하지만, 달리기는 적어도 10분에서 20분 정도의 시차를 두는 걸 추천한다.

이 시간을 유용하게 보내려면, 설거지를 하는 것이 가장 효과적이다. 간단한 빨래를 돌리거나 말린 빨래를 개거나, 못다 한 부엌일을 마무리하거나 미리 잠자리를 손보는 것도 괜찮다. 이런 소일거리들은 식사 후 소파에 무작정 기대어 앉아 소화를 방해하는 것을 막아 줄 뿐만 아니라 어차피 해야 할 일을 미리 한다는 점에서도 이롭다. 그러니 운동하러 가기 전 설거지를 해야 한다는 사실을 꼭 기억하시길. 귀찮은 일을 자발적으로 강제하는 삶의 고통(?)을 즐겨보는 시간은 자신의 건강뿐 아니라 '만인(가족)의 행복'을 위해서도 최고의 선택이 된다.

설거지를 마친 뒤 물 한 잔 마시고 도착한 홍제천 변에는 오늘 저녁도 각양각색의 러너들이 분주하게 오간다. 자세히 보면 뛰는 이들 모두 건강하고 날씬한 몸매를 자랑한다. 달리는 사람이 건강한 게 아니라, 건강한 사람이 달린다. 달리기도 건강한 사람만이 누리는 특권이라는 생각에 나도 신발 끈을 한 번 더 조여 맨다.

07

3주 만에 8kg 감량의 '5계명'

4개월 만에 다시 만난 의사는 불안한 눈빛으로 나를 응시했다. 마치 당뇨 판정을 받은 환자가 다시 검사해도 크게 달라지지 않은 결과에 습관적으로 반응하려는 것 같았다.

급속 피검사 결과를 기다리는 동안, 나는 오랜만에 수험생 기분을 맛봤다. 지난 3개월간 부족한 과목에 집중하며 등급을 올리려 노력했는데, 결과가 기대만큼 나오지 않으면 어떡하나 하는 불안감과 해도 안 되는 학습 부적응자의 한계(?) 인식에 따른 허탈함이 동시에 신경세포를 건드렸다.

만약 이번 결과가 좋으면 "나는 앞으로 더 열심히 내 몸을 만들고 정신을 배양하는데 전력을 다할 것"이라고 다짐하는 동시에, 이번 결과도 전과 다르지 않다면 "나는 예전처럼 담배 피우고, 먹고 싶은 것 다 먹고, 힘든 운동도 모두 포기할 것"이라는 비관론도 전면에 내세웠다.

결과가 나왔다. 의사 선생님이 검사 결과를 A4용지에 받아쓰기하듯 적은 뒤 내게 보여줬다. 빨간 펜, 파란 펜으로 뒤섞어 밑줄 친 결과는 놀라웠다. 시무룩하던 의사는 환하게 바뀐 얼굴로 설명하기 시작했다.

2022년 4월

의사 모든 수치가 다 떨어졌어요.

나 네?

의사 LDL 콜레스테롤 수치가 많이 줄었는데, 특히 중성지방이 170mg/dl에서 70mg/dl으로 거의 반 이상 줄었어요. 간 수치도 정상으로 돌아왔어요. 당뇨는 공복 혈당이 102mg/dl 정도로 내려왔고 당화혈색소는 6.9%에서 6.2%로 줄었네요. 무엇보다 당화혈색소가 6.2%까지 떨어진 건 거의 정상으로 돌아왔다고 해도 과언이 아니에요. 72kg 몸무게에서 64kg으로 3개월 만에 8kg 줄인 효과라고 볼 수 있어요.

나　정확히 말하면 3주만에 8kg이에요. 선생님, 제가 그동안 얼마나 나쁜 습관을 고치려고, 아니 건강한 삶을 유지하려고 애썼는지 들려주고 싶네요. 한번 들어보시겠어요?

의사　한번 말씀해 보시죠.

나　식이습관과 운동요법을 공부한 뒤 가장 먼저 시작한 건 몸무게를 줄이는 일이었어요. 먹는 습관은 탄수화물 양을 반으로 줄이는 걸 제일 중요한 목표로 뒀고, 운동은 달리기를 우선으로 고려했어요. 다른 사항을 모두 포기하더라도 그 두 가지는 반드시 하는 걸로 했습니다. 아침과 저녁을 샐러드 위주(물론 단백질과 탄수화물도 같이 섭취)로 먹고 저녁을 먹고 나서는 3km 달리기를 했어요. 처음 1주일 동안은 뱃살과 허릿살이 여전히 흉측했어요. 언제까지 이 '짓'을 해야 하나 한심한 생각이 들었지만 어쨌든 '나와의 약속'을 저버릴 수 없어서 일단 한 달은 해볼 참으로 묵묵히 버텼습니다.

2주일을 넘겼을 때, 아침에 바지를 입는데, 헐렁하다

는 느낌을 받았어요. 그리고 다음 날 사우나로 가서 바로 몸무게를 쟀습니다. 72kg(키 180cm)이던 몸무게가 65.7kg을 찍더군요. 깜짝 놀랐습니다. 이렇게 많이 그리고 빨리 빠질 줄은 생각하지 못했거든요. 쑥 빠져버린 몸무게를 자랑삼아, 식생활과 운동요법을 '즐겁게' 할 동기를 찾으니 기쁨이 이만저만이 아니었습니다. 자신감도 생겼고요.

탄수화물 반, 운동 반으로 시작한 다이어트는 3주 차에 64kg이라는 수치로 안착했습니다. 더는 빠지지 않더군요. 마음만 먹으면 더 뺄 수도 있었겠지만 기초대사량과 먹는 즐거움, 적당한 운동량 등을 종합적으로 고려했을 때 64kg은 당뇨와 콜레스테롤을 정상으로 돌려놓으면서 건강한 몸을 유지하는 가장 이상적인 수치라는 사실을 알게 됐습니다.

이제 이 몸무게를 '건강하게' 계속 어떻게 유지할지가 관건이어서 제 나름의 '5계명'을 추가해 '건강 법칙'을 완성했습니다. 요약하면 다음과 같습니다.

❶ **채소로 배를 채운다:** 식사할 때 무엇을 먹든 자유다. 다

만 채소가 늘 식탁에 있기를 바라고 실현한다. 그리고 채소부터 먹는다. 그러면 당뇨에 적인 쌀, 떡, 빵은 어느 정도 구원받을 수 있다. 채소로 어느 정도 배를 채워야 과식을 피할 수 있고, 탄수화물 중독에서도 벗어날 수 있다.

❷ **국과 주스(탄산음료)는 피한다:** 국이나 찌개 없이는 밥을 못 먹을 때도 있지만, 밥과 국 대신 샐러드와 통밀빵으로 아침 식단을 바꾼다. 국과 찌개를 도저히 피할 수 없다면 맛있게 먹되, 국물은 반쯤 남기는 묘수를 고려한다. 국물 없는 음식을 아침에 얼마나 맛있게 흡입할 수 있는지 스스로 시험대에 놓고 증명해야 한다. 통밀빵이 힘들면 치아바타에 치즈와 토마토를 넣고 시작해 볼 수도 있다. 그리고 건강식으로 먹겠다면 아침에 과일을 믹서기에 갈아서 주스로 먹지는 말지어다. 생과일의 영양분을 다 뺏길 뿐 아니라, 씹는 행위의 중단으로 이와 뇌에도 도움이 안 된다. 그리고 콜라 같은 탄산음료는 혈당을 올리는 주범이다. 가장 먼저 피해야 한다.

❸ **먹으면 반드시 움직인다:** 건강을 원한다면 '카우치 포테이토'(couch potato, 소파에 앉아 감자 칩을 먹으며 종일 TV 보

는 사람)는 절대 금물이다. 어떤 음식이든 일단 섭취하고 나면 반드시 움직인다. 계단을 오르며 숨을 가쁘게 내뱉든, 집이나 회사 근처를 걷든, 땀 흘려 뛰든, 뒷짐 지고 이리저리 산책하든, 누워있지 말고 서 있는다. 눕거나 등을 기대어 앉는 순간 뱃살은 점점 부풀어 오를 것으로 여긴다.

❹ **하체 근력 운동을 한다:** 매일 잊지 않는 달리기는 유산소와 무산소 운동의 결합이라는 점에서 나무랄 데 없이 좋다. 하지만 근력 보강이 필요하다. 40대 이후부터 근 손실이 매년 1kg씩 일어나기 때문에, 이를 잃지 않고 유지하는 것만도 무척 '다행'스런 일이다. 특히 허벅지를 두텁게 만들기 위해 하체 근력에 좀 더 신경 쓴다(4장의 당뇨와 허벅지와 관계 참조). 일상에서 주로 쓰는 하체 근력은 스쿼트와 플랭크(널빤지처럼 평평하게 엎드린 상태로 버티는 운동)로 키운다. 제일 하기 싫고 힘들고 재미없는 운동이지만, 건강 문제로 나중에 입원하는 모습을 상상한다. 그러면 운동이 차라리 낫다는 안도감이 들면서 목표를 완수할 가능성도 높아진다.

❺ **밤 12시 전에 취침한다:** 식이요법이나 운동요법은 아니지

만, 취침은 '0순위'에 꼽힐 만큼 중요하다. 언제 자느냐도 건강을 직접적으로 좌우한다. 영국 엑서터대 연구진이 43~73세 영국 성인남녀 8만 8천여 명을 대상으로 한 조사에 따르면 밤 10시부터 11시 사이에 잠든 사람들의 심장질환 위험이 가장 낮았다. 반면 자정 이후 잠든 사람들은 심장질환에 걸릴 확률이 25%나 더 높았다. 한때 새벽에 잠들길 좋아하던 나는 다음날 낮잠 자는 버릇까지 있었지만, 이는 비만과 연결되고 심장 등 각종 질환의 위험을 높이는 결과를 초래한다는 사실을 경험하고 취침 시간을 앞당겼다. 일에 대한 집중력도 높아지고 낮잠도 사라졌으며 저녁 달리기는 좀 더 홀가분해졌다.

의사 아주 좋은 습관이에요. 다만, 무엇이든 중독처럼 이어지면 반드시 부작용이 생기니 운동도 일주일에 한두 번은 쉬고 자신에게 맞는 것을 하는 것이 좋습니다. 오늘 결과를 보니, 다음 3개월 뒤가 더 궁금해지는데요?

내 몸을 바꾸는 일련의 행동에서 가장 만족한 부분은 건강에 대한 걱정이 엄청나게 줄었다는 사실이다. 언제부터인가 아침에 눈을 뜨면, 눈이 너무 아파 병원에서 안약을 처방받았는데도 차도가 없었다. 집 안 청소도 30분만 하고 나면 어지럽고 무기력해지기 일쑤였다. 1주일에 한 번씩 허리가 쉽게 고장이 나 의자에 앉았다 일어날 때 삐끗한 적도 적지 않았다. 소변이 마려워 새벽에 깨는 일은 일상다반사였다. 계단 몇 개만 오르면 숨이 차고, 피부는 가렵고, 아침부터 저녁까지 하품은 쏟아지고, 조금 많이 걸은 날에는 무릎이 시렸다. 심각한 병은 아니었지만, 간과하기 어려운 일상에 불편을 주는 다양하고 지속적인 통증들이었다.

그런데 이 모든 것들이 어느 날 한꺼번에 사라졌다. 식이요법을 꾸준히 했더니 몸이 가벼워지고 피부가 부드러워졌다. 달리기를 시작하고 나서는 눈이니, 소변이니, 허리도 문제가 없었다. 지난 3개월을 돌이켜보면 눈부신 성과를 남긴 셈이었다. 하지만 이제 겨우 3개월이다. 나는 앞으로도 오랫동안 이 성공의 법칙을 지켜낼 수 있을까?

08

180cm-72kg이 나에겐
비정상인 이유

많은 사람이 키 180cm에 몸무게 72kg의 신체가 어떻게 당뇨이고 비정상 체중인지, 그리고 몸무게를 더 빼서 건강을 지킨다는 것이 무슨 의미가 있는지, 의문을 표시한다. 누가 봐도 이 수치는 '정상'으로 기록될 만큼 부족함이 없어 보인다. 하지만 실제 문제가 되어 3주 만에 8kg을 감량하고 64kg이 되어서야 비로소 모든 수치가 정상으로 돌아왔다. 감량하고 나서야 건강해졌다는 사실을 많은 이들이 믿지 않는다.

나도 그랬다. 다른 이들의 지적처럼 180cm-72kg이 제일 보기 좋고 건강한 모습이라고 생각했다. 그래서 금연하고 살찌우며 생애 최초 70kg 고지를 밟으며 나름 만족하고 있었다. 하지만 사람의 체형과 건강 수치는 제각각이다. 금연 이후 '자랑스러운' 70kg대를 얻긴 했지만, 남들처럼 보기 좋은 체형이 아니라 허리와 배만 볼록 튀어나온 '올챙이 체형'이었다. 사실상 배만 가리면 여전히 말랐다. 180cm-72kg의 구도는 심각한 결과를 남겼다. 여러 차례 언급했듯 LDL 콜레스테롤 수치 180mg/dL, 당화혈색소 6.9%, 공복혈당 109mg/dL, 중성지방 170mg/dL으로 약물치료가 불가피한 수준에 다다랐고 확실한 해결책이 필요했다.

이 모든 것을 한 방에 해결해 줄 열쇠는 다름 아닌 '살 빼기'였다. 그렇게 8kg을 뺐더니 모든 수치가 정상으로 돌아왔다. 180cm-72kg이 겉으로 보기엔 '정상'으로 보이지만, 나 같은 특별한(?) 경우엔 몸무게가 뱃살에 집중되어 비정상적 체형이 됐고, 따라서 나의 가장 건강한 수치는 안타깝지만 말라비틀어진 모습일지언정 180cm-64kg을 유지해야 한다는 결론이었다.

다만 몸무게를 늘리기 위해 뱃살 대신 근육을 강화하는

데 골몰했다. 하지만 50대 중년 아저씨가 근육을 늘리는 일이 어디 쉬운가. 가만히 있어도 매년 1kg씩 근육이 빠지는 상황에서 있는 근육을 지키는 것만으로도 다행스러운 일이 아닐 수 없었다. 어쨌든 식이습관과 운동을 병행하면서 중요하게 여긴 패턴은 64kg을 지키면서 근육을 잃지 않는 것이었다. 말라 보여도 나란 사람에게 180cm-64kg이 병에서 자유로울 수 있는 최적의 상태였다.

180cm-72kg에서 좋았던 부분은 얼굴 살이 통통하고 윤기가 좔좔 흘러 너무 건강해 보이고(속으로는 썩어들어가는 건강 적신호였지만) '있어' 보인다는 점이었다. 하지만 8kg이 빠진 얼굴은 살이 '없어' 보이고 심지어 안쓰럽기까지 했다. 얼굴만 매끈해 보였던 180cm-72kg의 체형은 여기저기 튀어나온 허리와 뱃살로 샤워기 앞에 서서 거울을 보면 얼굴이 화끈거렸다. 하지만 8kg을 빼고, 근육까지 찌운 뒤의 몸은 탄탄했다. 무엇보다 상체와 하체 근육이 보기 좋게 붙어 있었다. 하루 턱걸이 15회, 평행봉 20회, 달리기 3km 완주, 스쿼트 90회에 이르는 반복적인 운동의 결과였다.

힘들지만, 매일 운동에 집착하고 멈출 수 없는 이유는

다음의 세 가지로 말할 수 있다. 첫 번째는 거울 속에 비친 상체 근육에서 받는 놀라움 그리고 만졌을 때 굳은살처럼 단단해진 허벅지의 견고함이다. 근육이 가져다주는 각종 혜택(노화 방지, 당뇨 등 성인병 감소, 체력 향상)을 내가 실질적으로 맛보고 있다는 만족감은 빵과 아이스크림, 탄수화물을 포기하고 얻는 대가치고는 기대 이상으로 컸다.

두 번째는 피트니스 앱을 통해 얻은 어림수지만 하루의 건강을 매일 확인할 수 있는 숫자이다. 가령, 미밴드(손목에 차는 스마트 밴드의 하나)의 매일 운동량이나 활동량 등을 보면, 하루 운동과 체중으로 얻은 결과는 체중 64.15kg 기준 BMI 19.7, 체지방 14.1%, 근육 52.33kg, 수분 59.0%, 단백질 22.6% 등으로 나름의 '건강 상태'를 유지해 줬다. 전에는 상상도 하지 못하던 수치다. 무엇보다 근육량이 52kg으로 전보다 10kg 이상 증가했고, 체지방은 10%대로 보통 사람들의 평균(20~25%)보다 낮아졌다. 다만 내장지방만은 쉽게 줄지 않았다. 내장지방 수치는 8%와 9%를 오가는 '표준'을 기록했지만, 아무리 열심히 운동한다 해도 눈에 띄게 줄지는 않았다. 하지만 무엇보다 가장 기분 좋은 항목은 신체 나이 25세. 앱에서는 이상적인 체중을 70kg이라고 적시했지만 내 경우 64kg을 넘기면 신체 나이도 덩달아 올라갔다. 그러니까 어떤 개인은 정상 체중 보다 낮아야 신체 나이도 낮아지고, 건강한 몸매도 유지할 수 있다.

마지막은 잔병치레 걱정을 거의 하지 않게 되었다는 점이다. 운동하고 몸무게 관리를 하기 전에는 만성피로는 기본, 무기력은 선택, (목, 무릎) 통증은 필수였다. 우스갯소리 좀 보태면 이젠 그런 것이 뭐였는지 까먹을 정도가 되었다. 피부 가려움증이나 비염 같은 알레르기 반응도 좀처럼 만나기 어려웠다. 운동 전에도 매일 아침 '1일 1똥'하는 배변 습관은 잘 지켰으나 가끔 설사를 동반하며 두 번 이상 화장실을 찾아야 할 때가 적지 않았는데, 이제는 그런 것도 대부분 사라졌다. 기억의 밑바닥에서 아른거리는 기타 잔병들은 더 이상 열거하지 않아도 될 정도다.

어떤 이에게 180cm-72kg은 표준이지만 나에게는 비정상이다. 일반적이지는 않지만 그렇다고 특별한 것도 아니다. 나 같이 뱃살에 집중된 마른 비만의 유형은 동양인에게 흔히 나타난다. 예를 들면, 서양인은 인슐린을 분비하는 췌장의 크기가 동양인보다 12% 정도 크다. 즉, 인슐린을 효율적으로 분비할 수 있다. 그래서 같은 양을 먹어도 미국인이 우리보다 당뇨에 적게 걸린다. 미국인이 당뇨에 걸린다면 우리보다 훨씬 더 많이 먹는 과식 습관 때문이다. 반면, 한국인은 미국인보다 적게 먹어도 인슐린의 작동이 더뎌 당뇨에 더 많이 걸릴 수 있다. 다시 말하면 180cm-72kg처럼 정상 체형이어도 췌장 크기로 당뇨에 걸릴 확률이 높을 수 있다는 뜻이다. 한마디로 당뇨는 동양인에게 불리한 병이다. 굳이 비유하면 백인은 피부암에 불리하고 동양인은 당뇨에 불리하다.

당화혈색소 6.9%를 한 번 찍었기에 나는 '당뇨인'의 기록을 가질 수밖에 없다. 하지만 정상 체중보다 훨씬 더 낮은 몸무게와 규칙적인 운동으로 이제 6.2%의 수치까지 낮췄다. 어쩌면 나는 평생 남들이 말하는 180cm-72kg의 환상적인 체형을 가지지 못할지도 모른다. 내장지방 대신 근육만으로 온전히 채울 자신도 없을뿐더러, 그렇게까지 하며 인생의 다른 재미를 포기하고 육체에만 '올인'하는 방식도 선호하지 않는다. 살 빠진 얼굴이 보기에 좋은 것은 아니지만, 옷 속에 숨겨진 (일부) 단단한 근육에 감사한다. 현재의 체형을 유지하는 해법을 얻었으니, 더 이상 무엇을 바랄까.

09

오후 6시 밥 한 공기 VS
오후 8시 밥 반 공기

어느 날, 오후 6시 밥 한 공기를 다 해치우고 잠자리에 들었다. 다음 날 아침 몸무게는 전날보다 500g이 더 줄어 있었다. 탄수화물을 반 만 먹겠다고 지난 6개월간 다짐하고 실천했지만, 이날만큼은 약속을 지키지 못하고 한 그릇을 뚝딱 해치웠는데, 되레 몸무게는 빠진 것이다. 이해하기 어려웠다.

그날 저녁에는 어제와 다르게 원래 계획대로 밥 반공기만 먹고, 식단 약속도 잘 지켰다는 즐거움을 갖고 잠이 들었다. 밥때를 놓쳐 저녁 8시에 먹었다는 점만 빼놓고는 완벽한 식사량과 구성이었다. 하지만 웬걸? 다음날 잰 몸무게는 전날보다 500g 더 늘어난 수치를 보였다. 이게 어떻게 된 일일까.

음식량 관리를 목숨 걸듯 했는데, 이런 반전의 결과를 보니 허탈했다. 나름 과학적으로 데이터를 갖고서 조절한 나의 노력이 한꺼번에 수포로 돌아가는 느낌이었다(그렇다고 양이 중요한 기준이 아니라는 얘기는 아니다).

곰곰이 생각하다 우연히 일어난 '사고'로 보고, 이번에는 다른 실험을 감행했다. 오후 6시 밥 한 공기를 먹고 대신 운동을 전혀 하지 않았다. 그랬더니, 며칠 전처럼 500~600g 사이의 몸무게가 빠져있었다. 다음 날에는 오후 8시에 밥 반 공기를 먹고, 그런 다음 3km 달리기까지 하며 며칠 전 배반의 결과를 만회하려 했다. 하지만 결과는 참담했다. 숨을 헐떡거리며 한 운동을 비웃기라도 하듯, 몸무게는 제자리걸음이었다. 도대체 내가 기대하는 몸무게를 얻으려면 상수는 무엇이고, 변수는 무엇이란 말인가. 여기저기 알아본 결과 정답은 '무엇을' 먹느냐가 아니라 '언제' 먹느냐였다.

지금으로부터 길게는 몇십 년 전만 하더라도 대세는

'무엇'을 먹고, '얼마나' 먹느냐였다. 혈당을 낮추기 위해 쌀, 떡, 빵 같은 주요 탄수화물을 가급적 줄이고 세 끼 식사도 조금씩 나눠 여섯 끼로 먹는 게 권장되던 시절이 있었다. 10여 년 전 공중파 방송 아침 프로그램을 보면 "오후 6시 이후에는 음식을 먹는 게 좋을까, 아니면 나쁠까?" 같은 문제에 개그우먼 팽현숙씨가 밤에 이것저것 먹어대는 통에 남편 최양락씨의 배가 볼록해졌다며 "나쁘다"라고 지적했지만, 영양학자는 "오후 6시 이후 먹는 게 나쁘지 않다"라는 해석을 내놓으며 늦은 식사를 '건강의 적'으로 보지 않았다.

그런데 최신 트렌드는 이와 정반대 노선을 지향한다(개인마다 차이는 있다). 오후 6시 이후 식사는 생체리듬을 교란시켜 소화 기능을 망가뜨리고, 기름진 배로 구성된 내장 비만에서 탈출하기 어렵다고 본다. 여기서 '생체리듬'을 주목할 필요가 있는데, 이 용어는 24시간 생체리듬을 관장하는 분자역학을 발견해 2017년 노벨 생리의학상을 받은 세 명의 과학자를 통해 재조명됐다. 24시간을 잘게 쪼개 몸이 각각의 역할을 한다는 것인데, 쉽게 요약하면 12시간 활동기, 나머지 12시간 휴식기로 나눌 수 있다는 것이다.

이전의 가설에 따르면 생체리듬은 오로지 태양의 빛으로만 조절됐다. 근데 여기에 추가로 새로 발견된 것이 음식 섭취다. 섭취 시기에 따라 생체리듬이 달라진다는 것이다. 이는 빛과 어둠만 존재했던 자연의 시대를 상기하면 이해가 쉽다. 즉, 빛이 있을 때 먹고 어둠이 나타나면 섭취를 중단한 것이다. 하지만 전구가 발명되면서부터 태양이 사라져도 화려한 네온사인이 켜지면서 우리는 어둠을 이기는 '빛의 시대'를 살고 있다. 그러다 보니, 한밤중에도 낮처럼 먹기 시작하고, 곧 24시간 음식과 함께하는 문화가 만들어졌다.

최신 영양학 학술잡지에 실린 논문의 한결같은 주장은 '식사는 타이밍'이라는 단어로 요약된다. 식사 빈도와 타이밍이 건강에 미치는 영향을 고려해 △아침 식사 필수(특히 당뇨 환자들) △하루 두세 끼 △12~16시간 금식 유지를 주요 조건으로 내세우는데, 금식 유지는 결국 해가 지는 오후 6시 이후에 이행해야 하는 것을 의미한다. 생체리듬에 맞게 음식 섭취를 하게 되면 설사 기름진 음식을 먹었다 할지라도 살이 덜 찔 수 있다는 것이다(오후 6시 이전 식사 시). 식사량이나 운동 같은 변수보다 더 중요한 변수가 시간이라는 사실을 새롭게 알려준 셈이다.

여러 방송에서 이러한 결과를 도출하는 실험을 잇달아 했다. 한 방송에서는 오전 7시부터 오후 3시까지만 식사하는 아침형 간헐적 단식 그리고 오후 3시부터 오후 11시까지 식사하는 저녁형 간헐적 단식 두 그룹을 비교했더니, 아침형이 모든 성인병 수치를 떨어뜨리고 건강 조절 능력 또한 뛰어나다는 것을 보여주었다. 또 다른 방송에서의 실험은 참가자들 모두 똑같은 음식 칼로리를 주되, 아침과 저녁만 양을 바꿨다. 그 결과 역시 저녁 양이 적은 그룹의 완승이었다.

일본의 한 의사는 1일 1식 저녁만 먹고 다이어트에 성공한 얘기를 담아 화제를 일으켰다. 탤런트 오현경은 상당수 저녁을 건너뛰는 경험으로 놀라움을 전했는데, 나는 솔직히 그렇게 먹는 재미를 없애면서까지 극단으로 건강을 유지하고 싶지는 않다. 먹는 시간이 제한적이어도 세 끼는 먹어야 한다, 아니 먹고 싶다는 게 나의 바람이다.

그래도 조금 변한 게 있다면 오후 8시에 먹던 저녁 식사를 웬만하면 오후 6시 이전에 해결하려고 한다. 물론 회사 생활을 하면서 6시 이전에 저녁을 해결하기란 그리 쉬운 일은 아니다. 하지만 최대한 그 시간에 가깝게, 아무리 늦어도 7시 전후에는 저녁을 마치는 걸 목표로 한다.

실제 그렇게 했더니 많은 변화가 찾아왔다. 아침에 눈 뜨면 속이 그렇게 편할 수가 없고, 몸무게는 더 줄었으며 아침은 꼭 찾아 먹게 되고 뱃살도 한 뼘 줄어든 수치를 경험했다. 다만 너무 일찍 저녁을 먹다보니 잠들기 전까지 허기를 달래기 어렵다는 불편함이 있다. 그 시간을 다른 일과 취미에 집중하는 시간으로 돌리거나 전보다 더 일찍 자는 습관을 만드는 계기로 삼는 등의 묘책을 구사해야 한다.

아무튼 그렇게 해서 오후 6시 저녁 먹기를 딱 1주일 정도 실천했을 뿐인데도, 그 효과가 남다른 것을 느낄 수 있다. 건강에서 가장 중요한 기준이 성큼 다가왔다.

10

나쁜 콜레스테롤의 주범은 '아메리카노'

잊을만하면 나타나는 캘린더성 뉴스 때문에 필요 이상으로 확신할 때가 있다. 대표적인 사례가 커피나 아스피린, 와인이다. 결론은 대부분 비슷하다. 적당히 먹으면 심혈관 질환에 좋다는 것이다.

뉴욕타임스는 최근 뉴스 하나를 실었다. 하루 1.5~3.5잔 정도로 커피에 설탕을 (조금) 타서 마시면 사망률을 30% 정도 줄여준다는 연구 결과였다. 이렇게만 보면 커피는 설탕의 죄의식까지 덜어내는 너무나 착한 음식임을 부정할 수 없다.

개인적으로 커피를 너무 좋아해서 온갖 커피를 단계별로 모두 거쳤다. 달달한 믹스커피로 시작해 내리는 과정에서 느껴지는 풍미를 놓칠 수 없는 핸드드립과 스타벅스 같은 브랜드 매장의 탄생으로 에스프레소라는 커피 본연의 맛에 취했고, 아직도 취해있는 중이다. 간혹 캡슐 커피의 재미에 빠지기도 하고, 더치 커피의 호기심에 끌리기도 하지만 자동차 튜닝의 끝이 순정이듯, 커피도 에스프레소로 돌아갈 수밖에 없었다. 그렇게 지난 20여 년을 에스프레소, 정확히 말하면 에스프레소에 뜨거운 물을 넣은 아메리카노에 빠져 살았다. 따뜻한 아메리카노에 대한 사랑이 넘쳐 더운 여름에도, 목이 마를 때도 메뉴는 늘 한결같았다. 십센치의 노래 〈아메리카노〉만 들어도 어깨를 들썩거리며 "좋아, 좋아~"를 따라불렀다.

종종 설탕을 넣거나 생크림을 얹은 커피 음료(카페라테 등) 말고 아메리카노 계열만이 건강에 도움이 된다는 뉴스를 접했다. 뉴스는 커피를 놓칠 수 없는 필연의 이유로 작용하기도 했다. 몸에 좋다는 아메리카노를 그렇게 자주 마셨지만, 건강은 별로 나아지지 않았다. 무엇보다 이해가 가지 않는 것은 콜레스테롤 수치였다. 2020년의 건강 기록에는 총콜레스테롤 259mg/dL, 이 중 소위 '나쁜 콜레스테롤'(저밀도 콜레스테롤)이 174mg/dL이나 됐다. 피자나 햄버거, 치킨 같은 튀긴 음식은 거의 입에 대지도 않았는데, 이런 기록적 수치가 나왔다는 사실 자체를 이해하기가 어려웠다. 그렇다고 가족력이 있는 것도 아니었다(앞에서도 몇 번 얘기한 적 있다). 그러다 이것저것 살펴보는 과정에서 나쁜 콜레스테롤 상승의 주범이 그토록 사랑하던 아메리카노라는 사실을 알게 되고 깜짝 놀랐다. 설탕도 우유도 생크림도 심지어 얼음도 넣지 않은 그 순수한 아메리카노가?

전문가들의 각종 연구 논문 결과에 따르면, 강한 압착으로 만들어낸 에스프레소에 생성된 크레마(크림)의 기름막(카페스톨)이 콜레스테롤 수치를 높였다. 미국 존스홉킨스의대 연구팀의 결과에선 하루 평균 여섯 잔의 커피를 섭취한 사람이 그렇지 않은 사람보다 나쁜 콜레스테롤의 증가 비율이 높았고, 네덜란드 보건과학연구소가 성인남녀를 대상으로 4주간 하루 다섯 잔의 커피를 마시게 한 연구에서도 남자는 8%, 여자는 10%에게서 나쁜 콜레스테롤의 증가가 발견되었다.

커피 한잔에 카페스톨 4mg이 들어있는데, 이것이 콜레스테롤 수치를 1% 높인다는 연구 결과도 있다. 미국 베일러 의대 연구팀은 "카페스톨은 인간이 먹는 음식 중 가장 강력하게 콜레스테롤을 상승시키는 물질"이라고 결론 내렸다. 카페스톨이 콜레스테롤을 증가시키는 이유로는 지방 대사와 관련 있다는 게 전문가들의 진단이다. 지방을 소화하기 위해서는 간에서 만든 콜레스테롤을 이용해 담즙산을 합성해야 하는데, 카페스톨이 이를 방해한다는 것이다.

그럼 커피는 먹고 싶은데, 콜레스테롤을 높이지 않으며 먹는 방법은 없을까? 카페스톨을 최대한 제거하며 먹는 방법은 없을까? 에스프레소 머신은 고온압착 방식으로 짜내기 때문에 커피의 풍미를 결정하는 카페스톨 생성을 막을 수 없다. 콜레스테롤 영향을 가장 적게 받는 방식은 알맹이로만 구성된 인스턴트 커피다. 건강만을 고집한다면 이 방식을 따라야 하지만, '맛'도 '건강'도 동시에 잡고 싶다면 그나마 유력한 방식이 '핸드드립'이다. 거름종이를 사용하기 때문에 카페스톨 대부분을 제거할 수 있다. 에스프레소보다 풍미가 떨어질 수 있으나 건강을 생각한다면

이 방법이 차선책이다.

여기까지 이해하고 지난 3개월간 에스프레소를 버리고 드립을 선택했다. 스타벅스에 가면 드립으로 나오는 '오늘의 커피'만을 주문했다. 아메리카노 고유의 풍미가 그리워 미칠 때도 있지만, 하루 이틀 적응하다 보니 드립도 나름 입안 곳곳을 간지럽혔다.

6개월이 지나고 당뇨 검사 및 혈관 검사를 위해 병원을 다시 찾았다. 당뇨는 지난번 수치와 크게 달라지지 않았는데, 나쁜(저밀도) 콜레스테롤은 71mg/dL로 확 떨어져 있었다. 물론 식이요법과 운동요법의 병행 등 그간의 달라진 생활 습관이 많은 영향을 끼쳤겠지만, 몇 달 만에 수치가 금세 떨어진 것은 커피를 마시던 습관의 변화를 말하지 않고는 쉽게 설명되는 부분이 아니었다.

지난 2018년 핀란드에 출장 갔을 때, 많은 이들이 커피를 마시는 걸 보고 (인구가) 작은 나라인데도 마니아층이 두텁다고만 생각했는데, 알고 보니 세계에서 가장 많이 커피를 소비하는 국가였다. 하지만 심혈관계 질환이 가장 많은 나라 역시도 핀란드다. 카페스톨과의 관계를 원인으로 지목하지 않을 수 없다.

커피를 마시는 사람이 안 마시는 사람보다 더 오래 살거나 더 건강하거나 심혈관계 질환에서 더 자유로울 수 있다는 해묵은 뉴스를 부인할 생각은 없다. 다만 커피를 어떻게 마시느냐는 진지하게 검토해볼 필요가 있다.

11

세금, 공원 운동 기구로 돌려받자

지난 수십 년간 한강공원에서 한 일이라곤 자전거 타기와 공원 잔디에서 텐트 치고 '치맥'(치킨+맥주)을 먹거나 한강을 바라보는 게 전부였다. 그야말로 무위도식이었다. 반면 이곳에 우리 세금이 얼마나 어떻게 쓰이는지는 1도 관심이 없었다. 세금은 그냥 낼 뿐, 그 이후는 남의 일처럼 여겼다. 그런 한심하고 무관심했던 나의 철학에 자극을 준 건 건강이었다.

건강이 갑자기 안 좋아져 '금연→식이요법→운동'으로 단계별 행동 사항을 이행하면서 제대로 눈을 뜨고 관찰하게 된 것이 공원에 비치된 운동 기구였다. 그동안 한강공원은 물론이고 동네 뒷산을 다니거나 작은 공원을 지나치다 한사코 마주하는 이 기구들은 그냥 60대 이상의 어르신들을 위한 시설이라고만 여겼다. 50대까지는 적어도 괜찮은 피트니스 센터에서 기름칠한 최신식 운동기구와 함께 '보람찬 시간'을 보내는 게 나름의 상식이라고 믿었다. 그도 그럴 것이 공원 기구들은 대충 봐서는 강도 높은 운동기구들이 거의 없는 듯했다. 기구도 낡아 보였다.

그렇다고 값비싼 회원권을 끊은 피트니스 센터에서 좋은 운동기구를 원 없이 써보는 것도 아니었다. 운동은 자기가 할 수 있는 만큼만 하는, 제 식대로의 편향이 빚은 습관일 뿐이다. 수백 대 기구가 있어도 다루는 기구는 고작 다섯 개 안팎밖에 안 된다. 그런 면에서 보면, 한강공원에 있는 기구들은 필요한 것만 비치된 알찬 구성품으로 단순 무식해 보이긴 하지만 근육에 필요한 운동은 너끈히 해결할 정도는 돼 보였다. 나는 이 사실을 뒤늦게 깨달았다.

홍제천에서 한강공원으로 이어지는 천변에는 곳곳에 운동기구들이 배치돼 있다(우리 집은 홍제천이 시작되는 동네다). 공간에 따라 세네 개 정도만 설치된 곳이 있는가 하면,

헬스장을 방불케 할 만큼 수십 개가 가지런히 갖춰진 곳도 있다. 특히 양화대교 바로 밑은 '헬스의 모든 것'이라고 해도 과언이 아닐 정도로 다양한 기구들이 설치되어 있다(실제 이곳에는 프로를 방불케 하는 10~60대 운동 마니아들이 모이기로 유명하다).

푸쉬업(팔굽혀펴기), 풀업(턱걸이), 평행봉 위주로 운동을 하는 나에게 한강공원의 기구만큼 훌륭한 '물건'은 없었다. 평행봉은 되레 헬스장에선 찾기 어려운 기구였고, 모든 근육 운동 중 단 하나만 해야 한다면 '턱걸이'를 꼽는 이들이 많은데, 철봉은 어딜 가나 빠지지 않고 있었다.

하나씩 좀 더 자세히 살펴보기로 했다. 집에서 코앞 거리에 있는 홍제천 입구에 마련된 치닝디핑(주로 턱걸이 운동을 할 수 있도록 만들어진 가성비 높은 웨이트 기구)은 근력 운동에 최적화된 기구다. 유산소 운동을 하기 전 거쳐야 하는 무산소 운동 기구로 손색이 없다. 게다가 한강공원에 이르기 전까지 곳곳에 설치돼 있다. 그리고 1km쯤 지나면 배트민턴장 세 곳과 족구장 두 곳, 농구장 두 곳이 있어 공놀이하기에도 쾌적하다.

홍제천 입구에서 무산소 운동을 끝내고, 3km(반환점 포함)를 뛰는 유산소 운동을 할 때는 무릎 관절 걱정을 안 해도 된다. 러너를 위해 마련된 것처럼 바닥은 어린이놀이터에서 볼 법한 탄성고무 칩 같은 재료로 돼 있어 푹신푹신하다. 굳이 비싼 러닝화를 고집하지 않아도 될 정도다. 비가 오거나 눈이 올 때도 우리 집 앞 천변(홍제천)은 행운의 동전 같다. 천변 위를 지나가는 내부순환로 덕분에 비나 눈, 때로는 강력한 햇빛까지도 피할 수 있다.

매일 조금씩 천변 운동기구를 이용하고 걷거나 뛰다 보면 어디에서도 느끼기 어려운 세금 낸 이유를 조금은 맛볼 수 있다. 건강을 되찾으면서 세금까지 돌려받는다 생각하면, 각종 운동 기구들을 먼 산 바라보듯 수수방관할 이유가 없다. 되레 더 적극적으로 이용하고 싶어진다.

시간만 허락한다면 해 뜨기 전 건강한 공기를 마시며한 번, 뜨거운 태양이 내뿜는 한낮의 광합성 작용을 위해또 한 번, 그리고 해가 진 뒤 밤바람을 가르며 뛰는 가쁜숨을 위해 마지막으로 한 번 더, 그렇게 도합 세 번을 이용하고 싶다. 세금을 절약했다는 나름의 뿌듯한 마음은 덤으로 두고서.

12

마사지가 필요하다면
백사장에서 뛰어라

주변에서 하도 마사지 마사지 하길래, 재미 반 피로회복 반으로 안마 의자 체험 숍을 찾았다. 듣던 대로 세련되고 멋졌다. 직원들은 묻기도 전에 알아서 설명부터 늘어놓았다. "일단 100만 원대 저가부터 고가 순서대로 10~15분씩 해보시고, 그중 몇 개를 최종 후보로 올려놓고 마지막에 결정하시면 되겠습니다."

안마 의자에 앉자마자 탄식이 절로 나왔다. 체형 분석을 시작으로 사람이 눌러주듯 편안하면서 단단한 롤링이 몸 구석구석 닿을 때마다 진한 쾌감이 솟구쳤다. 그렇게 여러 단계를 거쳐 700만 원대 최고가 마사지기 앞에 섰다. 안마 의자의 원조라는 일본 직수입 제품인데, 목과 허리 등 척추에 최적화된 제품이라는 설명을 듣고 누웠다. 아니나 다를까 구부러진 척추 마디마디가 한의사의 추나요법을 받는 것처럼 곧추세워지는 듯했다.

마사지를 깊고 넓게 받은 것 같은 시원한 느낌은 들었지만, 어딘지 모르게 아쉬움이 있었다. 마지막 변을 보지 못한 2% 부족한 그런 느낌이랄까. 그것은 발 때문이었다. 우리가 해외 여행을 가면 빼놓지 않고 받는 것 중 하나가 발마사지 아닌가. 직원도 어느새 그 점을 간파했는지, 아직 발을 시원하게 해주는 기기는 없어서 전문 발 마사지기를 사용하는 편이 낫다고 했다.

"그렇군, 문제는 발이었군." 그렇게 혼자 되뇌다가 발에 효과적이었던 '방식'들을 떠올려 보았다. 45kg 초5 아들에게 발을 밟아달라고 했다가 약하다며 60kg대 고3 딸로 대신하자 그 시원함에 감탄사를 연발하고 용돈 1만 원을 쥐어준 경험이 갑자기 그리웠다. 맨발 산행 3km로 시원한 발 마사지 효과를 본 것도 잊을 수 없었다. 하지만 이런 방식들은 몇 시간이 지난 뒤 마사지를 다시 호출하고 싶은 욕구를 자극했다. "이래서, 안마 의자를 결국 구입하는군."

반 필요, 반 불만족 사이에서 망설이는 동안 여름휴가가 찾아왔다. 휴가는 내게 아주 특별한 경험을 선사했다. 바닷가에서 생전 처음 느낀 특별한 발 마사지 때문이었다. 시작은 미미했다. 바닷가 수영 후 점심으로 먹은 치킨과 피자에 대한 죄책감을 덜고 혈당도 내리자는 차원에서 시작한 모래사장 달리기였다.

평소 하루 3km씩 꾸준히 달리던 습관이 있었기에 바닷가에서도 그 연장선으로 달렸는데, 모래 위에서 달린다는 게 말처럼 쉽지가 않았다. 우선 신발을 신지 않았고 파도가 밀려드는 곳보다는 모래 사장 위주로 뛰다 보니 발 한번 담그고 뺄 때 드는 힘이 보통 필요한 게 아니었다. 무엇보다 빼야 할 발이 모래 무게 때문에 힘을 더 주게 되고, 발목의 각도도 더 꺾이는 듯해 발목 운동이 자연스럽게 이뤄졌다. 안마로 빗대자면, 손으로 발등 부분을 아래로 강하게 눌렀다가, 다시 발바닥을 잡고 위로 꺾는 행위를 반복함으로써 뭉친 근육을 한꺼번에 풀어주는 식이었다. 발 마사지는 통념상 발바닥이나 종아리 중심으로 해야 피로가 빨리 회복되는 걸로 알았는데, 이 색다른 발목 운동은 모든 발 마사지에 대한 그리움과 욕구를 단박에 사라지게 했다. 신기한 경험이었다.

200m 정도의 백사장 거리를 다섯 바퀴 도는 코스(도합 1Km)로 하루 달리기 양을 정하고 3일간 내내 뛰었다. 속도는 더디고 숨은 찼지만, 운동 효과는 제법 났다. 가장 좋았던 점은 잠자리에 들기 전 아이들에게 "발로 좀 밟아달라"라는 요구가 "오늘은 제발 밟지 마"라는 부탁으로 바뀌었다는 사실이다.

나이 때문인지 느낌 때문인지 모르겠으나, 마사지에 대한 욕구는 점점 척추 중심의 상체보다 발 중심의 하체로 바뀌고 있었다. 전문 마사지사나 마사지 기기, 맨발 산행이나 달리기 등에 맡기면서 아쉬웠던 부분들이 백사장 달리기 하나로 해결된 듯한 느낌을 맛본 것이 휴가의 최대 수확이었다. 마침 휴가 기간 내내 비가 엄청나게 내렸는데, 바닷가 수영에 익숙한 사람은 잘 알겠지만, 사실 수영은 비가 올 때나 파도가 셀 때 가장 재미있는(?) 법이다. 마찬가지로 달리기도 콘크리트나 폴리우레탄 트랙이 아닌 백사장 같은 의외의 지면에서 달리는 것이 피로 회복에 더 도움이 될 수 있다는 것을 이번에 알게 되었다.

혹여 백사장 달리기가 부상의 위험이 크다고 우려할 수도 있다. 평탄하지 않아 발목을 삐끗할 가능성도 높다. 하지만 지면의 종류와 부상은 특별한 연관성을 보이지 않는다는 게 지금까지 나온 학계의 일반적인 결론이다.

2016년 다니엘 R 보나노 연구진은 충격 흡수 인솔을 통해 쿠션이 부상 예방 효과에 얼마나 도움이 되는지 메타분석(여러 연구 결과를 하나로 통합해 확인하는)을 진행한 결과, 어떤 부상에도 영향을 주지 못한다는 결론을 내렸다. 뛸 때 중요한 것은 지면 반력(Ground Reaction Force) 즉, 발을 디딜 때 받는 충격이 커서 신발에 쿠션을 넣으면 그 충격이 줄지 않을까인데 논문의 결과는 그 관계가 입증되지 않는다는 것이었다.

그 배경은 이렇게 설명된다. 발이 푹푹 잠기는 모래사장이나 딱딱한 콘크리트 바닥에서는 달리는 자세나 주법이 동일하지 않다. 이는 효과적인 달리기를 위해 우리 뇌가 본능적으로 신발과 다리, 지면 등의 관계를 계산해 조절한다. 푹신한 지면에서는 다리의 강성을 올리고, 딱딱한 지면에서는 다리의 강성을 낮추는 식이다. 의식하지 않았지만, 가만히 되돌아보면 지면에 맞춰 자신의 힘을 어떻게 사용했는지 유추해볼 수 있다. 다만 어느 고정된 지면에서의 달리기는 근육의 쓰임을 고정화하기에 다양한 지면을 통해 근육을 단련하는 것이 더 낫다고 전문가들은 권고한다.

백사장 달리기를 마치고 하루가 지나니, 슬슬 발에 '마사지 허기'가 올라왔다. 매일 바닷가에서 달릴 수는 없지만 기회가 될 때마다 바닷가를 만날 방법을 찾아야 했다. "서울에서 가장 가까운 인천 지역부터 공략해야겠군"부터 "아예 1박 2일 코스로 전국 바닷가를 수소문해볼까"까지 머릿속엔 온통 백사장 달리기로 가득했다.

그렇게 정신을 차리고 보니 홍제천 3km 달리기가 숙제처럼 놓여있었다. "아 맞다. 당뇨, 그리고 고지혈증." 지금은 땀을 흘려 성인병을 쫓아낼 때지, 시원한 마사지를 그리워하며 낭만을 꿈꿀 때가 아니었다. 현실 자각은 낭만보다 늘 두세 걸음 앞선다.

13

남자들의 '슬기로운 부엌 생활' 필살기

건강해지려면 부엌을 사랑해야 한다. 부엌 생활에 익숙해지지 않고서는 건강해지기 어렵다. 물론 건강식을 배달로 시켜 먹을 수도 있고, 건강 밀키트를 종류별로 구매해 쟁여 두고 먹을 수도 있다. 하지만 재료를 씻고 칼질하고 이런저런 양념을 뿌리는 수고로움이 동반되지 않는 음식은 이상하게도 건강하게 먹은 느낌이 덜하다.

내가 직접 만들어 먹는다는 뿌듯함이랄까, 아니면 적절한 노동에 대한 정당한 보상 심리 때문일까. 그것이 무엇이든 부엌에 오래 머무르는 자만이 건강한 음식을 먹을 권리와 먹을 수밖에 없는 이유가 존재한다고 믿는다.

하지만 부엌은 그리 쉬운 남자들의 놀이터가 아니다. '부엌=어머니'라는 해묵은 공식이 심리 한편에 자리 잡고 있는 데다(요즘 많이 분위기가 달라지긴 했지만), 적어도 나처럼 50대 중년 남자들에게 요리는 여성의 세심한 손길이 닿아야 한다는 막연한 믿음이 존재하는 것도 부인할 수 없다.

2015년 다섯 명의 상(床) 남자와 인터뷰한 적이 있다. 마초적 의미의 상(上)이 아닌 상을 차리는 남자의 이야기인데, 저마다 그 이유가 달랐다. 조영학(번역가)씨는 전적으로 아내를 위한 사랑에서 부엌데기를 자처했다. 오죽하면 "You say, it's done"(당신이 원하면 뭐든지 이루어 드리리)이라는 말을 주문처럼 읊을 정도다. 그리고 강성민(출판사 대표)씨는 엄마표 음식으로 버틴 기억을 버리지 못해 요리를 한다. 유정훈(변호사)씨는 연구를 통한 최고의 맛을 구현하기 위해 부엌을 드나든다.

나는 고지혈증으로 시작해 당뇨까지 엄습한 상황에서 건강하게 살기 위해 어쩔 수 없이 부엌을 찾았다. 첫 부엌은 여간 어려운 게 아니었다. 샐러드가 필수였기에 녹색 잎 채소를 물로 씻고 헹구는 과정이 고역이었다. 상추 이

파리 하나씩 씻고 물기를 빼고 터는 데만 20분을 소비했다. 샐러드는 무지갯빛이 좋다 하여 오이와 파프리카를 썰고 사과·토마토·블루베리를 꺼내 정리하고 여기에 화룡점정 격으로 아몬드와 호두를 갈아 마무리 토핑으로 장식했다. 이렇게 정리하고 나면 샐러드 준비에만 40분이 걸렸다. 아침 단백질 보충을 위해 계란을 삶는 것도 불편했다. 라면 삶는 냄비에 계란 하나를 넣는 것부터 비효율적이었다. 건강을 위해 선택한 부엌의 불편한 일들은 한두 달은 참을 만했지만, 그 이상은 무리였다. 그때 주방용품점에서 야채탈수기를 발견했다. 초보 부엌데기인 나만 모르는 용품이었는지 모르겠지만 여하튼 되게 신기했다. 가뜩이나 야채 씻는 걸로 스트레스가 적지 않았기에 보는 즉시 구매했다.

결과는 대만족이었다. 1만 원도 안 하는 기기 하나에 아침 야채 준비 스트레스가 완전히 날아갔다. 야채를 탈수기에 담아 1, 2분 후에 손으로 돌리기만 하면 모든 일이 깔끔하게 해결되는 신기한 물건에 애착이 적지 않았다. 아침에 눈을 뜨면 탈수기를 사용해보고 싶어 부엌에 달려가고 싶을 정도였다.

평소 현대 사회의 고발이나 비판 문구로 종종 애용한 미술가 바버라 크루거의 "나는 쇼핑한다 고로 존재한다" (I shop therefore I am)가 이때부터 실천어로 통용됐다. 데카르트의 명언을 차용해 비튼 이 명제는 자본주의 시대에 필연적으로 수반되는 소비의 덕목을 요약한다.

부엌을 좀 더 쉽고 친숙하며, 심지어 재미있는 놀이터로 여기도록 하기 위해선 어느 정도 '부엌 쇼핑'이 필요하다는 사실을 깨달았다. 무엇보다 남자들의 진정한 놀이터가 되기 위해선 자동차나 IT 같은 테크닉 위주의 전자기기가 요구됐다. 요리하는 건 내키지 않아도 전자기구를 다루는 걸 싫어하는 남자들은 별로 없을 테니까.

아날로그 주방 기구인 야채 탈수기 이후에 눈여겨본 아이템은 계란 삶는 기기. 시중에 정말 많은 아이템이 있었지만, 대개 6인용 이상 제품이었다. 그렇게 수 시간을 뒤져 만난 2인용 제품은 공간이 부족한 주방의 크기와 예쁜 디자인, 복잡하지 않은 조리 시간에 딱 맞았다. 배송비가 비싼 게 흠이었지만, 눈 딱 감고 몇 차례 과소비를 용인할 참이었다.

그다음으로 점찍은 그러나 살까 말까 무척 망설이다 결

국 구매한 제품은 전자동 소금 & 후추 그라인더였다. 이 제품은 말 그대로 따끈한 '신상'이었다. 나온 지 채 한 달도 되지 않은 제품인데, 버튼을 누르면 소금이나 후추가 맷돌 방식으로 갈려 나왔다. 이전 제품과의 차이라면 건전지 대신 USB로 충전해 가볍고 사용에 따른 비용이 적게 든다는 것이었다.

요 정도 세팅만으로도 아침 차리기가 너무 편해졌다. ❶ 야채 탈수기를 이용해 샐러드 준비를 끝내고 ❷ 그 위에 소금과 후추를 전자동 버튼 한 번으로 흩뿌리고 ❸ 계란 한 개를 기기 위에 올려놓고 버튼을 누른 뒤 ❹ 치즈와 토마토를 넣은 치아바타를 에어프라이어에 넣고 돌리면 20분 안에 식사가 완성됐다.

아침 식사를 완성하는 동선에서 손발이 이리 착착 맞는다는 느낌을 받을 줄은 생각도 못 했다. 실용적인 기기로 효율적인 아침 식사를 끝내놓고 보니, 건강한 음식을 재미있게 먹을 수 있다는 기쁨과 부엌에 자주 드나들고 싶은 욕망이 어우러져 몸이 더 좋아질 거라는 기대감마저 생겼다.

내친김에 도마와 세라믹 칼도 새로 구입했다. 꺼내 쓰는 도마 말고 상시 붙박이처럼 놓인 도마를 구입하고 싶어 오랫동안 '부스블락' 제품을 눈여겨봤다. 하지만 30만 원 이상의 고가 제품이라 일찍이 포기하고 이케아의 2만 원대 '붙박이 도마'(싱크대에 걸치게 만들어놓은 큰 도마로 한쪽에선 칼질을 하고 다른 한쪽에는 야채를 올려놓을 수 있다는 장점이 있다)를 구입했다. 만족도는 100%였다. 제품 질에 대한 만족도라기보다 편리함에 대한 만족도에서 그랬다. 큰 도마라 담을 용기를 한쪽에 올리고 각종 채소를 다른 한쪽에서 다듬어 바로 넣을 수 있는 편리함은 형언하기 어려울 정도였다.

세라믹 칼은 아직도 '감탄의 대상'이다. 날이 쉽게 부러져 난감하다는 사용 후기를 여럿 보면서 구매를 망설였지만 써본 뒤 만족감은 실로 대단했다. 무엇보다 채소를 다루는 데 이만한 칼이 없었다. 그전에 사용하던 칼은 오이를 자를 때, 칼에 오이가 엉겨 붙어 떼어 내기 바빴다. 이를 해결하기 위해 칼에 랩을 씌워 자르라는 꿀 팁도 있었지만 오이 써는 시간보다 랩을 붙이는 시간이 더 오래 걸려 이내 포기했다. 오이를 재빨리 썰면서도 오이가 달라붙지 않는 마법은 세라믹 칼에서만 맛볼 수 있었다.

무른 토마토를 자를 때에도 이 칼은 위용을 뽐냈다. 토마토 알이 터져 삐져나오지도 않을뿐더러 아무리 물러도

원하는 두께로 착착 맞춰 썰렸다. 세라믹 칼을 사용하고부터 그 재미와 효능에 모든 음식을 다 썰고 싶은 유혹을 참기 어려웠는데, 결과적으로 평소보다 더 많은 양을 먹는 부작용을 경험했다.

건강한 음식 만들기에 대한 정의는 모두 다르다. 어떤 이에겐 재료가 제일 중요한 덕목이고 누군가는 조리 방법, 또 누군가에겐 양이나 종류가 그 기준이 된다. 나에게는 '라이킹'(liking)이다. 신기한 전자 주방용품이 많아서 보고 싶고, 만지고 싶고, 쓰고 싶은 욕구를 불러일으키는 것처럼 '끌림'의 정서가 중요하다.

지난해(2021년) 12월 당뇨 전단계 진단을 받고 이런저런 기기들 도움으로 재미있게 요리하며 식생활을 바꾼 결과는 앞서 몇 번의 성적표로 이미 증명한 바 있다. 이제는 수많은 남성들이 부엌이나 요리에 대한 거부감이 없고 되레 즐기거나 당연시하는 풍토가 늘어나고 있다. 그럼에도 여전히 꺼리거나 자신의 역할이 아닌 것 같다고 생각하는 이들에게 색다른 주방용품은 분명 다른 길을 안내해 줄 대안이 될지도 모른다.

주방이 두렵다면 용품에 관심을 가져라.

14

죽어도 안 빠지는 내장지방

하마터면 깜박 속을 뻔했다. '하루 5분 운동으로 뱃살 빠지는 법' '이것 먹었더니 내장지방 녹아'같은 영상들 앞에서 모든 시름이 단박에 사라졌다. 뱃살 특히 내장지방을 줄이는 게 너무 힘든 나에게 단비 같은 콘텐츠였다. 하지만 제목처럼 그렇게 간단하게 볼 일은 아니었다.

'lose belly fat'(뱃살 빼기) 앱을 가장 먼저 깔고 초보부터 중간 단계까지 두 달간 하루도 빼놓지 않고 열심히 따라 했다. '점핑잭'(jumping Jacks, 팔 벌려 뛰기), '싯업 트위스트'(sit-up twist, 윗몸 일으키기를 하면서 왼쪽 팔꿈치는 오른쪽 무릎에,

오른쪽 팔꿈치는 왼쪽 무릎에 찍는 동작), '리버스 크런치'(reverse crunches, 상체 대신 다리를 들어 올려 하복부를 강화하는 운동), '마운틴 클라이머'(mountain climber, 산을 오르는 모양의 동작으로 엎드려 뻗친 자세에서 양발을 번갈아 가슴까지 뻗었다 내렸다 하는 운동) '플랭크'(plank, 널빤지처럼 평평하게 엎드린 상태로 버티는 운동) 등 소위 '복부'와 관련된 뱃살 빼기 운동의 모든 정석들을 동원했다.

소화는 잘되는 것 같았다. 위에서 대장으로 내려가는 속도가 두 배쯤 빨라진 느낌이랄까. 점핑잭으로 뛰어오른 횟수만큼 방귀가 나오는 놀라운 경험도 했다. 이 운동의 위력과 효능을 새삼 느꼈다. 하지만 그렇게 꾸준히 했는데도 뱃살은 빠지지 않았다.

기상하자마자(비록 체중계 인바디(체성분 분석기)로 재는 계측이긴 하지만) 체중계에서 얻는 각종 수치 중 유독 진전이 없는 항목이 내장지방이었다(정상 수치는 10%, 10~20%는 과체중, 20% 이상이면 비만으로 본다). 체지방, 근육, 단백질, 기초대사량은 점점 나아졌지만, 유독 내장지방만은 1년 전이나 지금이나 거의 비슷한 수치를 기록했다. 전날 저녁을 거르다시피 하거나 운동을 과격하게 했을 때(8%)를 제외하곤 9%

를 쉽게 벗어나지 못했다. 중년의 내장지방 빼기는 생각만큼 쉽지 않고 (운동)하는 만큼 성과도 나타나지 않았다.

1년 전 당뇨 판정을 받고 시작한 식이조절과 운동습관은 수많은 건강 지표에 획기적인 개선점을 안겨줬다. 콜레스테롤 수치는 거의 반으로 떨어졌고, 체중은 8kg이나 줄었다. 뱃살을 포함한 허리둘레도 나름 혁신의 길을 걸었다. 복부비만의 기준선인 90cm에 가깝던 허리둘레(정확히는 85cm)가 74cm로 줄어 다시 허리띠를 장만해야 했다. 하지만 내장지방은 끝내 혁신의 길에 동참하지 않았다. 아니, 건강의 종착역이 마치 내장지방이라는 듯, 거기까지 오는 길은 멀고 힘든 일이라는 사실을 하루하루가 증명하고 있었다.

건강을 위해 가장 먼저 시작한 운동이 달리기였다(달리기를 어떻게 시작했는지는 6장에서 설명한 바 있다). 1km부터 시작해 지금은 매일 아침 5km를 달릴 정도로 몸 상태가 좋아졌다. 다리 근육도 제법 단단해졌고 호흡도 훨씬 편안해졌다. 체중은 원하는 만큼 줄었기에 더 이상 바랄 게 없는데 문제는 여전히 내장지방이었다.

내장지방에 신경을 곤두세우는 가장 큰 이유는 내장지

방 속의 지방세포 때문이다. 내장지방 속 지방세포는 우리 몸에 만성염증을 유발해 각종 질병을 일으킨다. 염증은 간에 갔다가 심장으로 갔다가 결국 전신으로 퍼진다. 염증이 관절로 가면 관절염, 뇌로 가면 치매인 식이다. 지방이 분비하는 염증은 머리부터 발끝까지 다니지 않는 곳이 없을 정도다. 서울대 강남센터 가정의학과 연구팀이 3,000여 팀을 대상으로 추적 검사한 결과 단순 비만인 사람보다 내장비만인 사람이 향후 대사증후군 위험이 훨씬 더 컸다. 내장비만은 염증을 활성화해 고혈압, 이상지질혈증, 당뇨 등 대사증후군을 높인다.

나는 최근(2022년 10월) 건강검진 결과에서 중성지방이 82mg/dL로 이전보다 절반 가까이 줄었고, LDL 콜레스테롤도 89mg/dL로 정상범위에서 유지되고 있다. 당뇨 역시 공복혈당 111mg/dL, 당화혈색소 6.3%로 당뇨 전단계(고위험군)로 떨어졌다. 그간의 노력으로 수치는 대부분 '정상 범주'로 돌아갔지만 '혈관 암살자'로 불리는 호모시스테인(homocysteine) 수치가 이전(6.2)보다 두 배 가까이 높은 11.5μmol/L를 기록했다. 의사 말로는 동맥경화 위험 신호로 수용될 수 있으며 이는 경동맥 초음파상에서도 관찰된다고 했다. 복부 CT 소견 결과 내장지방이 농담 반, 진담 반 섞어 삼 겹, 오 겹으로 쌓여있다는 말도 잊지 않았다.

의사로부터 이런 얘기를 듣는 순간, 배반감이 몰려왔다. "음식에 절제, 운동에 진심"이라는 일상의 문법을 지키며 하루하루를 버텼는데, 왜 예상치 않은 곳에서 암울한 수치가 하나둘 튀어나오는 걸까? 나이 때문인가? 조절 강도 때문인가? 별의별 생각이 다 들었다. 차근차근 문제점을 다시 돌아보기 시작했다.

우선 먹는 것부터 계산해야 했다. 수많은 영상에선 복근 운동으로 내장지방을 관리해야 한다고들 하지만, 운동과 식이습관와의 상관관계에서 우위는 식습관에 있었다. 예를 들어, 복근 운동 열심히 하고 소주에 삼겹살로 한 끼를 해결하면 도로아미타불이 된다. "내가 운동했으니, 이 정도 음식쯤이야"같은 합리화는 무용지물이라는 얘기다.

달리기가 체중 감량에 좋은 운동이긴 하나, 내장지방을 없앤다는 믿음도 착각에 불과할 수 있다. 미국의 한 대학이 피실험자를 대상으로 8개월간 매주 17.6km 조깅을 시켰더니, 내장지방에는 아무런 변화가 없었다는 결론이 나왔다. 수분을 포함해 살이 빠졌지만, 내장지방 감소 효과는 미미했다.

흔히 배꼽을 기준으로 그 위를 내장지방, 아래를 피하지방으로 구분한다. 내장지방은 손으로 움켜잡기 어렵고 피하지방은 쉽게 잡힌다. 복부지방을 빼려고 작정할 때 더 쉽게 빠지는 쪽은 내장지방이다. 하지만 이런 상식도 개인마다 다르고, 환경에 따라 다르다. 100kg이 넘는 사람이 복부를 뺄 때 내장지방은 엄청 빠른 속도로 빠질 수 있지만, 70kg대는 그보다 더딘 경우가 적지 않다.

다시 내 경우로 돌아와, 잘 안 빠지는 내장지방의 근본적인 문제를 살펴봤다. 운동을 계속하는 것은 물론이고, 탄산음료도 안 마시고, 탄수화물 섭취량도 반으로 줄이고, 여기에 빨리 먹는 습관까지 고쳤지만 내장지방에 변화가 없다면? 더 이상 빠질 곳이 없는 한계 상태에 다다른 것일지도 모른다는 생각이 들었다. 아니면 내가 모르는 잘못된 습관이 어디 있는 것일까?

가능성이 가장 낮지만 나름 걸리는 것이 하나 있었다. 술이었다. 나는 유전적으로 술을 거의 못 먹는데 '술이라니?' 하는 생각이 잠시 스쳤지만, 다음의 내용을 마주하니 적극 부인하기도 힘들었다.

동국대 일산병원 가장의학과 연구팀이 건강한 남성 951명을 대상으로 알코올 섭취량과 내장지방의 상관관계를 조사한 결과를 보면, 알코올 섭취량이 많을수록 내장지방량은 증가하고 피하지방은 상대적으로 감소했다. 술 한두 잔은 심혈관에 좋다고 알려졌지만, 내장지방 축적의 위험도를 높인다는 사실 또한 연구를 통해 밝혀졌다.

무엇보다 적은 양의 음주는 당뇨 전단계나 당뇨병 단계의 사람에게 담도암(담관암, 지방의 소화를 돕는 담즙(쓸개즙)이 배출되는 통로인 담도(담관)에서 발생하는 암)의 위험을 크게 높일 수 있다. 당뇨 전단계인 사람이 매일 소주 2~3잔을 마시면 담도암의 발병 위험은 일반인보다 20%나 높다. 삼성서울병원 혈액종양내과 홍정용 교수, 고려대안산병원 가정의학과 박주현 교수로 이뤄진 연구팀이 2009년 국민건강보험공단 건강검진을 받은 952만 629명을 분석한 결과다.

잘 알려졌다시피, 탄수화물 1g은 4kcal다. 단백질 1g은 4kcal, 지방 1g은 9kcal다. 알코올은 물처럼 칼로리가 거의 없을 것으로 여기기 쉽지만, 알코올 1g은 탄수화물의 두 배 가까운 7kcal다. 맥주 500cc를 마시면 200kcal, 소주 한 병을 비우면 300kcal를 섭취하는 것이다(참고로, 라면 한 봉지가 500kcal 정도 된다). 다시 말하면, 알코올이 내장지방의 주범이라는 뜻이다.

원리는 이렇다. 가뜩이나 칼로리가 높은 것도 문제인데, 알코올은 무엇보다 독성물질이어서 우리 몸이 이를 분해하는 데 집중하느라 기존의 다른 지방을 분해하는 작업을 멈춰 버린다. 그러면 분해되지 못한 지방이 중성지방으로 합성돼 복부에 쌓이는 역할을 본의 아니게 하게 된다. 칼로리가 높아 쌓이는 '술배'와 기존 지방의 분해를 놓쳐 쌓이는 '지방배'로 내장지방은 더 가파르게 두꺼워지는 것이다.

당뇨와 전혀 관계없는 사람이라면 술 한두 잔쯤이 건강에 필요한 '간식'일 수도 있지만, 당뇨 범위에 조금이라도 걸쳐있는 사람이라면 음주는 만성 염증의 원인이 되는 내장지방을 키우고 암 위험에도 시한폭탄을 던지는 것임을 잊어서는 안 된다. 엄격하게 들이대자면, 당뇨인은 술 한 잔도 위험하다는 결론을 내릴 수 있다.

지금까지 대수롭지 않게 마신 술 한 잔이 되레 큰 화를 불러올 수 있다고 생각하니 조금은 서글퍼졌다. 이런 소확

행(작지만 확실한 행복)까지 방해받으며 엄격하게 살아야 하나, 회의감도 밀려들었다. 그렇게 우울한 기분으로 '고독한 미식가'를 보다 뇌리에 박히는 문장 하나를 낚아챘다. "내 삶의 이유는 내가 먹고 싶을 때, 먹고 싶은 것을, 먹고 싶은 만큼 먹는 것이다."

행복을 생각하면 '미식가의 철학'을, 건강을 고려하면 '술 한잔의 원칙'을 따라야 한다. 둘 사이의 조화와 균형이 내 삶의 도마 위에 다시 올라왔다.

15 / 커피와 과일은 후식이 아니다

매일 낮 12시 반부터 1시까지 커피숍은 문전성시다. 점심을 마친 이들이 줄지어 커피숍에 늘어 서 있는 것은 다음의 세 가지 목적 때문이다.

맵거나 짜거나 느끼한 음식을 먹고 난 후 맛의 중화작용을 위한 것이 첫 번째이고, 식후 졸음을 깨기 위한 필수 코스의 하나로 자리 잡은 의식이 두 번째이고, 마지막은 식사한 뒤 본능적으로(?) 이어지는 습관(사회적 관계)을 거역할 수 없어서다. 뇌에 각인된 이 습관은 커피가 더 이상 건강의 문제가 아닌 생활의 영역으로 다뤄지고 있음을 보여준다.

나도 한동안 이 의식과 습관으로부터 자유롭지 못했다. 되레 남들보다 뒤처지지 않도록 좀 더 빨리 커피 한 잔을 획득해야 한다는 강박을 직장 생활 내내 지녔던 것 같다. 그렇게 커피는 하루로 보면 정해진 포맷을 따르고 있었다. 기상하자마자 따뜻한 아메리카노 한 잔으로 하루의 시작을 알려야 했고, 점심을 마치자마자 커피숍으로 향하는 수순이 숙제처럼 이어졌다. 금연하기 전에는 기상 후 담배와 커피는 세상 무엇과도 바꿀 수 없는 귀한 맛의 조합이었다.

하지만 당뇨와 콜레스테롤 등의 문제가 불거지면서 '커피 건강'을 다시 돌아봐야 했다. 앞서(10장에서) 나는 콜레스테롤 때문에 어떤 방식으로 커피를 먹는 것이 좋은지 얘기했다. 강한 열기와 압력으로 추출하는 에스프레소가 좋은지, 한 방울씩 떨어뜨려 먹는 드립 커피가 좋은지 말이다. 이번에는 커피를 언제 먹느냐는 '타이밍'에 대한 얘기다.

내가 지금껏 먹어온 커피의 시간은 적당하고 옳았을까? 안타깝게도 하루 최소 두 잔을 마시는 나의 커피 타임은 그동안 완전 엉망이었다. 무엇보다 기상하자마자 먹는 커피는 '각성의 마술사'라는 커피를 본의 아니게 무시하는 것이었다.

기상한 뒤 인간의 몸은 스트레스에 대항하는 호르몬인 코티솔이 가장 높아진다. 코티솔이 높으면 심장 박동도 빨라지고 이유 없이 초조해지기도 하는데, 이때 커피를 마시면 카페인의 각성 효과가 오히려 떨어진다. 코티솔 수치가 낮아 무기력해지고 졸려야 커피의 효과가 제대로 살아나는 반비례 법칙을 어긴 게 되기 때문이다. 수많은 연구결과를 보면 이 법칙은 아직 유효하다. 그래서 기상 후 커피를 가장 마시기 좋은 시간은 기상 후 두 시간쯤이 지나서다.

기상 직후 마시는 커피를 끊기 어려운 내가 선택한 나름의 해결책은 운동이었다. 커피 마실 시간을 달리기로 대체하면 운동이 끝난 뒤 가장 먼저 찾는 음료가 물이고, 이어서 음식이다. 이 둘을 해결하고 샤워하고 회사에 도착하면, 일어난 지 거의 두 시간 정도가 된다. 이때 커피를 마시면 정말이지, 맛이 색다르다. 기상 후 커피를 무작정 마실 때는 몇 모금 마시고는 커피가 쓰거나 속에 부담이 적지 않았는데, 이렇게 마시니 커피 맛도 살고 속도 개운했다.

점심 후 마시는 커피가 별로인 것은 필요한 영양소 흡수를 방해해서다. 커피에 들어있는 탄닌이라는 성분 때문인데, 음식의 철분 흡수를 방해하고(70~80% 정도) 칼슘이나 마그네슘 같은 영양소를 배출해 골다공증 유발에 위험 요소가 되는 것으로 알려졌다. 위가 철분을 흡수하는 속도보다 탄닌이 철분과 결합하는 속도가 300배나 빨라 몸이 흡수하기 전 재빨리 철분을 가로채 몸 밖으로 배출해 버린다는 것이다. 일부 연구결과에서는 칼슘에 미치는 영향은 미미하다고 밝혀졌지만, 마그네슘 결핍에는 이견이 없는 것으로 보고되고 있다. 또 식후 커피는 역류성 식도염의 유발 가능성도 있다.

그러면 커피는 언제 먹는 것이 좋을까? 커피 타이밍을 나름 요약하면 이렇다. 아침 7시에 기상한다면 오전 9시 이후, 점심을 마쳤다면 최소 30분에서 1시간 이후 마시는 게 좋다. 만약 식후 바로 마시는 커피가 걱정된다면 커피의 탄닌을 중화시키는 소금을 조금 넣어 먹는 것도 좋은 방법이다.

커피처럼 식후에 먹어야 할 것 같은 대표적 음식이 과일이다. 노화 예방과 항암 효과에 탁월한 파이토케미컬(Phytochemical, 식물성 화학물질)인 과일은 괜찮을까? 과일은 엄밀히 말하면 후식이 아니라 전식이어야 한다. 특히 조금만 먹어도 살이 급격히 찌는 50대 이후 중년에게는 혈당과 혈압, 콜레스테롤 관리를 위해 더욱 그렇다.

무지갯빛 과일의 접촉은 '득'이지만, 식후 섭취는 '독'이 된다. 여러 실험 결과에서 보여주듯 공복 혈당이 100mg/dL인 사람이 식후 두 시간 뒤 과일을 섭취하면 140mg/dL 정도로 혈당이 완만하게 오르지만, 식후 바로 과일을 섭취하면 190mg/dL 대로 급격히 오른다. 과일을 식전에 먹으면 식후보다 훨씬 더 낮아진 혈당을 발견할 수 있다. 당뇨환자는 특히 이 타이밍을 익히고 따라야 한다.

식사하면 혈당이 오르는데, 여기에 과일까지 들어가 과당이 올라가니 혈당은 더욱 높아질 수밖에 없다. 게다가 과일이 식사 후 위로 내려가면 '교통 체증'이 발생한다. 과일은 소화하는 데 에너지가 필요 없어 소화과정을 거치지 않고 바로 포도당으로 전환된다. 그런데 먼저 내려간 밥과 고기 등에 가로막혀 위에서 정체가 시작되면 과일은 기다리다 지쳐 소장으로 가지 못한 채 발효를 시작한다. 그리고 과일도 커피처럼 탄닌을 갖고 있어 칼슘과 결합하면 영양분 흡수를 방해하고 소화를 불편하게 한다. 그래서 과일을 먹는 최적의 타임은 위가 깨끗이 비어있을 때다. 그러다 보니, 식전(또는 식사와 식사 사이)이 가장 좋은 타이밍이다.

전통적인 식사법으로 보면 커피와 과일은 후식에 자리해야 안정적이고 든든한 식단 차림처럼 여겨진다. 커피나 과일을 밥 먹기 전에 먼저 먹으면 마치 허기를 못 참는 아이의 안달 난 행동처럼 보인다. 식사 예의에도 크게 벗어난 것 같은 느낌을 지우기 힘들다. 하지만 뇌에 깊이 박힌 습관을 이제는 자유롭게 놓아줄 때다.

커피와 과일은 후식보다 전식이라는 개념에, 속이 꽉 차 있는 상태가 아닌 많이 비어있는 상태일 때 비로소 내 입을 열어줄 수 있다는 사실에 더 가까이 다가갈 필요가 있다. 하루 이틀 그렇게 안 한다고 몸이 크게 나빠지진 않는다. 그래도 후식에 대한 생각을 바꿔 꾸준히 노력하면 커피와 과일이 가진 최고의 효과를 에누리없이 고스란히 누릴 수 있을지 모른다.

기상하면 커피부터 타던 습관은 이제 기억조차 나지 않는다. 언제 그랬냐는 듯 습관은 기상 후 두 시간이 넘어서야 드립 커피를 처음 맛보는 것으로 굳어졌다. 그렇게 마시는 커피는 맛도 건강도 모두 잡은 느낌이다. 과일은 골고루 먹되 양을 최대한 적게 담아 식사 전 또는 식사와 함

께 섭취한다. 지난 6개월간 커피로 인한 혈관 문제, 과일
로 인한 혈당 문제는 그 역의 섭취 방식과 비교했을 때 거
의 드러나지 않을 만큼 안정적으로 유지됐다. 후식 순서만
바꿨을 뿐인데, 몸은 이미 달라질 준비를 시작했다.

16

몸부터 늙나 VS 마음부터 늙나

한 유튜브 영상에서 60세 남자의 희한한 철봉 기술을 보고 감탄을 쏟아냈다. 중력을 배반하는 듯한 허공에서 오래 버티는 기술의 명칭은 '사이드 레버'(Side Lever). 철봉 옆 기둥을 양손으로 잡고 두 다리를 허공에 띄워 L자 형태로 버티는 동작이다. 마치 철봉을 가로로 하는 것과 비슷하다. 인터넷 사전에는 코어 근력이 강하지 않으면 해낼 수 없는 동작이라는 설명이 달렸다.

이 분의 '묘기'는 여기서 그치지 않는다. 푸시업도 남달라, 상체를 엎드리고 올라올 때 점프하면서 앞 나무 기

등을 잡는 등 그간 쉽게 보지 못했던 마술 같은 체력 단련의 현장을 생생하게 보여준다. 이 분 옆의 또 다른 남성은 (63세) 이에 비할 바는 아니나, 역시나 운동 마니아라는 사실을 증명하듯 순식간에 턱걸이 23개를 해치운다. 영상을 촬영하는 30대 유튜버가 괜히 따라 하다 망신만 당하는 모습도 함께 비친다.

30대가 60대보다 체력이 뛰어나고 운동도 훨씬 잘할 것이라고 보는 게 일반적인 상식이다. 물론 그 역이 전혀 없는 것은 아니나, 그럴 경우 우리는 통념상 '희귀한' 일로 취급한다. 60세 '사이드 레버'의 달인도 《순간포착, 세상에 이런 일이》에 나왔을 정도니, 운동 실력 때문에 조명된 것도 있지만, 환갑의 나이라는 '특별함'도 배제할 수 없다.

미국에선 얼마 전 80세 할머니가 집에 침입한 강도를 쓰러뜨린 일로 유명세를 탔다. 그는 방송 인터뷰에서 "젊은 남자가 우리 집에 들어왔는데, 나는 혼자고 늙어서 테이블을 던졌더니 남자가 바닥에 쓰러졌다"라고 당시 상황을 설명했다. 평소 꾸준한 운동으로 다진 튼튼한 근력이 이룬 나름의 성과(?)였다.

60세 맨몸 운동의 달인이나 80세에 강도를 물리친 할머니나 근력 앞에서 나이는 핑계에 불과하다는 것을 보여준다. "건강하면 노동을 더 할 수 있으니, 운동만이 살길이라는 생각으로 꾸준함을 잊지 않는다"라며 "운동은 자신의 몸에 고통을 주는 것이다. 고통 없이 어떻게 성장하느냐"라고 60세 달인은 되묻는다.

이런 말에 적극 공감하는 것은 나도 60세의 달인처럼 50세가 넘어서 비로소 '운동'을 시작했지만 꽤 많은 성과를 보았기 때문이다. 만약 당뇨와 고지혈증 같은 성인병 문제가 발생하지 않았다면 거들떠보지도 않았을 운동이었을 텐데, 덕분에 하루하루 내 몸에 가하는 고통의 진의와 참맛이 무엇인지 절실히 깨닫고 있다.

운동을 처음 시작할 때는 달리기는 꿈도 못 꾸고 걷기 1만 보, 팔굽혀펴기 30회, 스쿼트 30회가 전부였다. 두려운 마음으로 달리기를 시작했을 때는 1km를 2주간 하고 나서야 비로소 3km에 도전할 수 있었다. 그렇게 꾸준히 몇 개월을 뛴 덕에 불가능의 영역이라고 여기던 거리까지 완주할 수 있었다. 1km도 뛰지 못했던 '선천적 달리기 증후군'에 시달리던 내가 6개월간의 꾸준한 연습으로 매일 아침 6km를 뛰고 있다는 사실 자체가 마치 남의 얘기 같고, 스쿼트 등 근력 운동 하나 하기 힘들어 숨을 헐떡거리며 쓰러지기 일쑤였던 근력 '0'의 중년 아재가 이제는 하루 스쿼트 100개, 푸쉬업(팔굽혀펴기) 100개, 풀업(턱걸이) 20개를 무난히 하면서 다시 10대로 돌아간 듯한 느낌을 받는 것도 꿈속 이야기 같다.

나이가 들면 노화가 생기고 이 때문에 쉽게 지친다는 생리학적 흐름을 거역할 생각은 없다. 하지만 30대 때도 "나이가 드니 힘드네"라고 말하고, 40, 50대가 되어서도 여전히 "나이가 드니, 너무 힘드네"를 연발하는 것은 아닌지 자문해 볼 필요가 있다. 실은 아무것도 안 하면서 '나이'라는 핑곗거리를 찾아 스스로 합리화하는 것일지도 모른다.

몸부터 늙는 걸까, 마음부터 늙는 걸까. 일반적으로 노화 때문에 힘든 게 아닌데도, 우리는 노화 때문에 힘들고 그래서 운동하는 것에 지친다고 생각한다. 하지만 나이 먹어 운동해보니 10대, 20대 때보다 지금의 몸이 더 좋아지고 있음을 느낀다.

노화의 관점을 몸에서 보면, 최대 산소 섭취량을 통해 노화 정도를 알 수 있다. 최대 산소 섭취량은 마라톤과 지구력 운동에서 확인할 수 있듯 높으면 덜 지친다. 나이가 들면 최대 산소 섭취량은 점점 떨어져 쉽게 지친다.

30년에 걸쳐 진행된 의미 있는 실험이 하나 있다. 1966년 20대 남성 다섯 명에게 3주간 '침상 휴식'(비활동적 생활)을 하게 하고 최대 산소 섭취량을 잰 뒤 30년이 지나 노화로 인해 떨어진 최대 산소 섭취량을 다시 쟀다. 1996년에 50대가 된 그들의 30년 산소 섭취량과 그해 20대인 남자가 침상 휴식으로 얻은 최대 산소 섭취량을 비교했더니, 20대의 산소 섭취량이 더 적었다. 다시 말하면 빈둥거리며 아무것도 활동하지 않는 젊음보다 활동력 있는 50대가 더 나았다는 얘기다. 더 충격적인 것은 30년 동안 노화가 진행된 50대에게 다시 운동을 시켰더니, 20대 시절의 최대 산소 섭취량을 100% 회복했다는 사실이다.

6개월간 꾸준히 운동하면 운동하지 않았던 젊은 시절보다 체력이 더 좋아질 가능성이 크다. 하지만 이를 가로막는 것이 바로 '정신의 노화'다. "나는 40대여서, 50대여서 힘든 운동은 더 하기 힘들다"같은 나이 의존형과 "젊은 사람들보다 운동신경이 둔해져 더 할 수가 없어"같은 체력비관론에 빠져 시작과 꾸준함을 망설이는 경우가 적지 않다. 특히 느린 행동을 유발하는 것이 노화로 인식되기도 하지만 노화는 우리가 생각하는 것보다 훨씬 더 늦게 진행된다는 게 여러 실험 결과를 통해 밝혀지고 있다.

한 실험 결과에 따르면 우리의 운동 능력이 가파르게 저하되는 구간은 70세 이후다. 단적으로 말하면 30세의 기록과 70세의 기록은 불과 2.5초밖에 차이가 나지 않는다. 이는 100m 전력질주, 마라톤, 수영 등 고난도 운동에서도 동일한 곡선을 그린다. 50, 60대에 시작해도 리즈 시절(전성기) 못지않은 운동 성과를 낼 수 있다는 의미이다.

한강을 나가보면 하얀 러닝셔츠를 입고 다람쥐처럼 잘 달리는 60대 아저씨들이 적지 않고, 덤벨이나 역기를 순식간에 스무 번씩 정자세로 들어 올리는 괴력의 노인들도 수두룩하다는 것을 알 수 있다.

결국 몸이 느려지고 힘들다고 느끼는 건 육체적 노화 때문이 아니라, 정신적 노화 때문일 수 있다. 하지만 육체가 힘들면 정신도 약해진 몸에 맞게 따라가려는 성향이 있기에, 노화의 순서는 닭이 먼저냐 달걀이 먼저냐의 논쟁처럼 여전히 논란거리다. 하지만 노화 때문에 운동이 힘들다는 약간의 선입견만 바꾼다면, 건강에 이르는 길이 결코

멀지 않음을 알게 된다.

중요한 것은 60세 달인이 강조한 것처럼 "운동만이 살길 그러므로 평생 해야 하는 것"이라는 정의를 뇌리에 깊이 새기는 일이다. 그리고 아래 문장을 때론 자신감을 주는 선물로, 때론 위기의식의 긴장감으로 받아들여야 할지도 모른다.

"우리는 생각보다 더 늦게 늙지만, 안 움직이면 생각보다 더 빨리 늙는다."

17

고구마, 다이어트의 '최종 탈락자'

살을 찌우지 않고 건강을 유지하려면 탄수화물을 줄이는 것이 최적의 해결책이다. 식사 때마다 밥 반 공기만 덜어 내도 체감 효과는 두 배 이상이다. 하지만 탄수화물을 아예 끊을 수는 없다. 격한 운동 뒤엔 무엇보다 탄수화물이 필수 영양분이고 탄수화물을 섭취하지 않으면 뇌가 제대로 작동하지 못한다.

밥 대용의 탄수화물을 찾다가 한동안 꾸준히 먹었던 음식이 고구마다. 무지갯빛으로 구성한 샐러드에 고구마를 곁들이면 고소한 맛은 증가하고 건강식에 대한 만족도는 높아진다.

혈당지수가 높은 식품은 혈당을 빠르게 상승시켜 인슐린이 과잉 분비되고, 체지방 축적이 일어나 비만이 촉진될 수 있기에 당뇨 환자는 혈당지수에 민감할 수밖에 없다. 혈당지수가 0~55mg/dL는 낮음, 55~69mg/dL는 보통, 70mg/dL 이상이면 높음으로 분류한다. 고구마의 혈당지수는 55mg/dL 정도로 90mg/dL인 감자에 비해 혈당을 낮추는 대표적인 다이어트 음식으로 유명세를 떨쳤다 (혈당지수가 무엇인지는 5장에서 설명했다).

요즘은 음식마다 1회 섭취량에 당질 함유량이 다르기 때문에 혈당지수(GI)만으로는 계산에 오류가 생길 수 있어 당부하지수(GL, Glycemic Load: 식품 100g당 탄수화물의 함량을 100으로 나눠 곱한 값)를 좀 더 정확한 값으로 보기도 한다. 어쨌든 기본값은 혈당지수에서 출발하니, 이 값을 기준으로 하면 고구마는 낮은 혈당 속도를 지닌 착한 음식임에는 틀림없다. 하지만 다음의 두 가지 이유로 혈당 수치 예측이 어렵다.

하나는 조리 방식이다. 생고구마는 혈당지수가 55mg/dL이지만, 구우면 녹말이 당분으로 변해 80mg/dL으로 급격히 오르고, 튀기면 70mg/dL으로 조금 낮아진다. 삶을 때 45mg/dL로 혈당지수가 가장 낮기에 당뇨 위험군에 속한 사람은 생으로 먹거나 삶아서 먹어야 한다. 고구마 자체를 너무 믿어 조리방식을 고려하지 않다가는 나도 모르게 쌓인 지방의 원인을 어디서 찾아야 할지 막막해질 수 있다.

또 다른 하나는 당의 종류다. 고구마가 다이어트에 '최종 탈락' 위기의 탄수화물이 되는 가장 큰 이유는 몸에 들어가자마자 흡수가 빠르게 되는 단순당의 비율이 높기 때문이다. 당은 단순당과 다당류, 식이섬유로 구성되는 복합당으로 나뉘는데, 단순당보다 복합당은 복잡한 분해 과정을 거치면서 천천히 몸속에 흡수된다. 당연히 단순당보다 살을 덜 찌게 한다.

복합당은 식품 영양성분표에서 탄수화물 양에서 당류량을 뺀 수치다. 고구마는 100g당 탄수화물이 32.45g에 당류는 16.3g이니 단순당의 비율이 50.2%로 절반이 넘는다. 각설탕의 당류가 4g이니 고구마엔 각설탕의 네 배나 많은 당류가 있다. 보통 고구마 한 개가 130g에서 150g 정도이니까, 하나 먹을 때마다 각설탕 여섯 개를 먹는 것처럼 아주 빠른 속도로 혈당을 올린다고 할 수 있다.

고구마는 비타민C가 풍부하고 베타카로틴, 카로티노이드 등 암 예방에 도움이 되는 성분이 많고 몸속 활성산소를 제거해 노화 방지에도 효과가 탁월하다. 하지만 혈당 상승이라는 단 하나의 이유만으로 나머지를 포기해야 하는 비련의 식품 주인공이기도 하다. 혈당에 민감한 이들이 고구마를 포기할 수 없다면 생으로 먹거나 삶아 먹는 방법에 익숙해져야 한다.

고구마 대신 탄수화물을 채울 식품으로 꼽는 '0순위'가 파스타다. 파스타는 라면이나 국수, 중화 면과 급을 달리한다. 면이라고 다 같은 면은 아닌 것이다. 당류를 고구마처럼 계산해보면 파스타는 탄수화물이 70g, 당류는 3.4g으로 단당류 비율이 4.8%에 불과하다. 단순당의 비율이 낮으니 몸속에서 천천히 흡수돼 혈당이 쉽게 오르지 않는다. 라면이나 국수처럼 살포시 넘어가는 목 넘김 없이 꼭꼭 씹어먹어야 하는 불편함이 존재하지만, 그만큼 건강식이라는 방증이기도 하다.

다만 고구마가 100g당 탄수화물이 32.45g이고 파스타가 70g이어서 섭취량 조절을 신경써야 한다. 또 고구마는 그 자체로 섭취가 가능하지만, 파스타는 오일 등 '단짠' 소스를 곁들여야 해서 보이지 않는 지방들을 추가로 섭취하는 변수가 생길 수 있다. 파스타가 '착한 다이어트'로 부상하는 것은 원료가 백미 같은 일반 밀가루가 아닌 현미에 가까운 듀럼밀(Durum wheat)를 사용하기 때문이다.

이런 사실을 알고 나서, 당장 고구마 대신 파스타로 갈아탔더니, 몸에 두 가지 변화가 바로 찾아왔다. 우선 고구마를 먹고 얼마 되지 않아 필연적으로 배에 차던 가스가 현격히 줄었다. 먹자마자 부풀어 오르던 올챙이배도 나름의 '선'을 지키며 안정세를 유지했다. 만약 파스타 양이 적어 출출하다 싶을 때는 식빵 대신 호밀빵이나 통밀빵을 곁들여 먹으면 금상첨화다. 모두 혈당을 천천히 올리는 음식이다.

누군가는 그렇게까지 음식에 민감해할 필요가 있느냐고 따져 물을 수도 있겠지만, 혈당은 요즘 한국에서 가장 중요한 건강 이슈다. 서양인처럼 췌장이 길지 않은 유전적 한계도 있고, 바쁜 환경이 만들어낸 식습관 문제도 적지 않다.

최근 대한당뇨병학회가 발표한 한국인 당뇨병 팩트 시

트(fact sheet)에 따르면, 국내의 당뇨병 환자는 2020년 기준 526만 명이나 된다. 공복 혈당 126mg/dl 이상 당화혈색소가 6.5% 이상인 당뇨병 판정 환자들만 집계한 수치다. 문제는 당뇨 전단계에 놓인 고위험군의 사람들(공복 혈당 100~125mg/dl)이 1,497만 명에 이른다는 사실이다.

식습관에 무지하거나 신경 쓰지 않으면 나도 모르는 사이에 다가오는 혈당 앞에서 백기를 들어야 한다. 그러면 무조건 관리에 나설 수밖에 없다. 그렇지 않으면 혈당이 문제가 아니라 그 뒤에 오는 발 궤양, 망막 합병증, 심혈관 질환, 만성 신부전 등 언제 어디서 어떻게 올지 모르는 심각한 질환들이 줄줄이 대기한다.

고구마를 먹느냐, 파스타를 먹느냐는 우리 인생사에 그리 중요한 화두가 아닐지 모른다. 하지만 그 작은 고민으로 얻은 선택의 결과가 생명과 건강에 영향을 끼칠 나비효과가 될 수 있다는 걸 고려한다면 그냥 넘어가기가 쉽지 않다. 혈당은 우리에게 늘 그런 치사한 고민거리를 안겨준다.

치사하지만 고민할 기회를 줬다는 것에 감사할 날이 올 걸 생각하면 파스타를 선택한 것도, 생고구마를 먹기 시작한 것도 모두 축복으로 기억될 것이다.

18 / 트랜스지방 '0'인 빵의 함정

대학 시절, 일본어과 재학생 중 특히 여학생들이 1년간 일본으로 어학연수를 다녀오면 예외 없이 살이 쪄서 돌아왔다. 이유를 물어보면, 하나같이 같은 답변이었다. "빵의 유혹을 떨쳐버릴 수가 없었다"라는 것. 남학생보다 여학생이 빵의 유혹(한마디로 다채롭고 이쁜)에 쉽게 넘어갔는데, 연수를 마치고 돌아와서는 자신도 모르게 불어난 몸무게에 깜짝 놀란다고 했다. 그래서 1년 찌고, 2년 빼는 '고통의 (운동) 시간'이 어학연수를 다녀온 친구들 사이에서는 하나의 문화였다.

내가 사는 집 근처에도 유명한 빵집이 있다. 하드와 소프트로 나눠 매일 아침 8시에 나오는 시오빵(소금빵)은 한입 베어 물기만 해도 과장 조금 보태 부드러움과 감칠맛에 쓰러질 정도다. 나는 이 빵을 시작으로 바게트, 깜빠뉴, 치아바타 나아가 케이크까지 섭렵했다. 무릉도원이 따로 없었다. 하지만 건강검진 결과를 받고서는 빵에 대해서도 조치가 필요해 보였다. 다만 그간의 식이요법으로 탄수화물은 식사때마다 절반으로 줄였고, 라면 떡국 떡볶이 등 좋아하는 면도 한 달 또는 두 달에 한 번으로 거리를 둔 만큼 남은 과제는 '빵을 어떻게 할 것인가'였다.

라면이 위험한 건 튀길 때 트랜스지방*이 들어가기 때문이다. 빵은 자세히 보면 트랜스지방 수치가 '0g'으로 표기돼 아무런 문제가 되지 않아 보인다. 되레 트랜스지방 수치 0g을 갖고도 이렇게 '겉바속촉'(겉은 바삭하고 속은 촉촉한) 식감을 안겨주는 재능과 솜씨에 탄성이 절로 나온다. 하지만 여기엔 함정이 있다.

우리 식품 규정에는 트랜스지방 200mg(0.2g) 미만이면 0g으로 표기해도 된다는 '허용 규칙'이 존재한다. 미미한 수준이지만, 쌓이면 독이 될 수밖에 없다. 트랜스지방은 겉바속촉의 핵심 비결이면서 식품 보관에도 쉬워서 소량의 유혹에도 벗어나기 힘들다.

보통은 뱃살이나 허리둘레, LDL 콜레스테롤 수치 모두 지방과 관계된 것으로 인지되어, '동물성 포화지방이 문제'라는 식으로 알고 있지만, 알고보면 트랜스지방의 문제가 더 심각하다. 전세계 이상지질혈증이나 순환기 질병에서 매년 업데이트되는 가이드라인을 보면 포화지방은 '절제', 트랜스지방은 '회피'(AVOID)라고 적혀있다.

세계보건기구(WHO)는 성인의 하루 평균 영양 섭취량인 2,000kcal 기준 트랜스지방 비율은 2.2g 이상 먹지 않도록 권고하고 있다. 피자 한 조각(150g)에 0.6g의 트랜스지방이 있으니 세네 조각만 먹어도 '위험' 수준이 된다. 보는 느낌만으로도 순수 결정체로 보이는 생크림케이크 한 조각(150g)에도 트랜스지방은 0.4g이어서 식사 후 후식으로 '가볍게' 먹는 케이크는 '무서운' 혈관병을 얻을 수 있다는 점을 명심해야 한다.

특히 여성은 2,000kcal보다 더 적게 먹는 경향이 있기 때문에 주식(탄수화물)은 줄이면서 트랜스지방이 포함된 간식이나 후식은 아무렇지 않게 섭취하고 있는 것은 아닌지

점검할 필요가 있다. 하루에 케이크 한 조각 정도는 문제가 없지만 습관이 되면 문제가 된다. 단맛과 바삭함에 길들여져 하루는 케이크, 다음날은 치킨, 그다음 날은 피자로 이어지는 악순환의 고리에 빠지면 위험성도 그만큼 커진다.

WHO도 이런 문제를 의식해 2023년까지 트랜스지방 섭취 줄이기 운동을 목표로 내세웠다. 게다가 2021년에는 국가별로 트랜스지방을 얼마나 잘 관리하는지 보고서를 내고 소개도 했는데, 아시아 중에서는 필리핀과 싱가포르가 트랜스지방 관리를 '가장 잘 실천하는 국가'(Best practice)로 뽑혔다. 반면, 우리나라는 "0.2g 이하는 표기하지 않아도 된다"는 것을 지적받으며 느슨한 관리 규칙에 대해 경고를 받기도 했다.

더 심각한 문제는 WHO가 조사한 결과에 따르면 심장병, 심근경색, 뇌경색 등 혈관 질병의 주범이 트랜스지방인데, 한국은 이와 관련된 사망률이 4.76%라는 사실이다. 심장병으로 사망한 사람 100명 중 5명은 트랜스지방이 많이 들어간 음식을 섭취했다는 얘기다. 생선을 많이 먹는 일본만 하더라도 이 비율이 1.8%다. 이상적인 식습관의 대표적 상징으로 꼽히는 지중해 연안 국가들은 대개 1% 미만이다. 이들은 올리브유, 견과류, 생선을 주요 음식으로 섭취한다.

어떤 이들은 빵을 먹지 않는데도 혈관에 이상이 있다고 말하기도 한다. 여성은 콜레스테롤 상승의 이유가 폐경에 있을 수 있고, 남성은 빵 대신 라면에 집착하기 때문에 문제가 될 수도 있다. 하지만 빵을 먹으면 그나마 천천히 올라가던 혈당이나 콜레스테롤이 더 빨리 올라간다는 점은 꼭 기억해야 한다. 간혹 라면이나 빵을 먹으면서 이에 대한 처방제로 혈관 영양제인 오메가3를 섭취하는 이들도 적지 않은데, 전문가들은 도움이 안 된다고 역설한다.

빵을 먹고 싶다면, 그것도 혈당을 천천히 올리면서 '겉바속촉'의 빵을 먹고 싶다면 이 방법이 도움될지 모르겠다. 100% 호밀빵을 사서 식빵보다 더 얇게 자른 뒤 토스터기에 여러 번 구워낸다. 빵의 겉면이 약간 탈 정도까지 구워내면 답답하고 텁텁한 식감이 맛 좋은 영양식으로 둔갑한다. 여기에 치즈 한 장 올려 아보카도 오일에 발사믹 식초를 섞은 소스에 찍어 먹으면 그만이다.

단짠에 익숙해진 맛을 하루아침에 바꿀 수는 없다. 하

지만 바꾼 입맛은 일주일만 지나면 어느새 쉽게 적응한다. 인간도 결국 환경의 동물이다. 나 역시도 1년 넘게 이렇게 먹었더니 간단한 식빵이나 크루아상, 패스추리 같은 버터만으로 만든 빵은 혀 안에서만 즐거울 뿐, 속에서는 부글부글 끓는 듯한 기분을 맛봤다. 윤기 넘치는 빵을 치워야 뱃살과 혈관이 살아난다는 사실을 기억해야 한다.

* 트랜스지방이 안 좋은 이유

트랜스지방은 불포화지방이 산패되는 것을 막고 쉽게 보관되도록 고체 상태로 가공하는 과정에서 만들어진다. 포화지방은 LDL(나쁜 콜레스테롤)과 HDL(좋은 콜레스테롤) 모두 올리지만, 트랜스지방은 LDL은 올리지만 HDL은 내리기 때문에 혈관 전체에 악영향을 주는 시한폭탄으로 인식된다. 트랜스지방을 많이 섭취할수록 혈관은 좁아지고 심근경색, 고지혈증, 동맥경화를 유발한다.

19

냉장고를 가급적 멀리 두라

올해 78세(1946년생)인 내 어머니는 평생 건강검진을 받아본 적이 없다. 나이 들어 어쩔 수 없이 독감 주사를 맞거나 코로나19 백신을 맞는 것 외에는 병원을 찾는 일도 없다. 자식이 아무리 등 떠밀고 부추겨도 요지부동이다. 그 흔한 피검사 한 번 해볼 법도 하지만, 검진이라는 말만 나와도 짜증을 내기 일쑤다. 뼈가 부러지고 피를 흘리지 않는 한 병원에는 갈 필요가 없다는 게 어머니의 지론이다. 게다가 건강을 담보하는 명제는 '아는 게 병, 모르는 게 약'인 듯하다. 그렇게 늘 불안해 보이는 어머니지만, 어쩌다 받는 건강지표에서 이상 징후는 아직 발견하지 못했다. 걷는 게 좀 불편하고 힘들다는 것만 제외하면 정신은 여전히 멀쩡하고 삼시 세끼도 충분히 잘 챙겨 드신다.

이 연세에 당뇨니 고혈압이니 고지혈증이니 하는 문제를 들먹이는 것은 소모적이다. 70세 전까지는 몰라도 80세에 가까우면 식사를 제한하거나 약을 먹는 행위가 오히려 면역력에 방해가 될 수 있다. 고령에는 수치가 아닌 습관에 유의해야 한다. 콜레스테롤 수치가 떨어졌다는 사실에 기뻐할 게 아니라, 어제 먹은 음식량의 반밖에 드시지 않은 것에 불안해야 한다.

어머니가 나름의 건강을 지키는 이유가 궁금했다. 매일 운동을 하는 것도 아니고, 채식 위주로 식사하는 것도 아닌데 말이다. 지난 수십 년의 세월을 재생하며 어머니의 행동을 추적해보니, 하나의 공통점이 발견됐다. 그것은 식사를 준비하기 전과 식사 후 어머니는 끊임없이 움직이고 움직인다는 사실이다.

삼시 세끼 중 어느 한 끼라도 나가서 드신 적이 없고 식사 준비나 설거지를 누구에게 맡긴 적도 없다. 그러니까 하루에 세 번 꼬박 '의식하지 않는' 운동 즉, '잔 운동'을 꾸준하게 해온 셈이다. 이런 운동이 건강에 어떤 도움이 되었을지는 상상이 가지 않는다. 운동이라면 모름지기 가쁜 호흡을 몰아쉬며 땀을 제법 흘린 뒤라야 비로소 '한 것 같은' 느낌이 채워지기 때문이다.

최근 여러 전문가의 해석을 종합해보면 장수와 건강을 위해서는 '헤비한' 운동보다 '소프트한' 운동의 일상성이 더 중요하다고 한다. 예를 들면, 은퇴한 노인들이 그 시점에서 건강을 오래 유지하려면 새로운 고강도 운동을 찾는 것보다 은퇴 전에 하던 '노동'을 계속하는 것이다. 일본의 노인정신의학 전문의 와다 히데키는 저서 『70세가 노화의 갈림길』에서 70대 이후에는 느슨한 운동이 효과적이라며 "일하는 것이 노화를 늦추는 최고의 보약"이라고 강조했다. 일하지 못한다면 일부러라도 외출을 하는 등 눕지 말고 움직이는 '습관'이 필요하다고 지적했다.

그 밖에도 △늙을수록 고기를 먹어라 △햇볕 쬐는 습관이 젊게 한다 △혈압·혈당치를 과하게 조절할 필요 없다 △활발한 인간관계가 최고의 명약이다, 같은 노년 건강의 중요한 원칙들을 소개한다. 그리 특별해 보이지 않는 '느슨한 운동'도 그 중 하나로 자리를 꿰차고 있다.

와다 히데키 박사는 더 좋은 몸으로 70대에 진입하기 위해서는 40, 50대부터 건강 생활을 습관화해야 한다고 강조한다. 이에 비춰보면 나는 알게 모르게 어머니의 '습관'을 유전적으로(?) 받아들인 것이 있다.

　맨 먼저, 주방에 냉장고 넣을 공간이 부족해 옆방에 억지로 밀어 넣은 냉장고의 배치가 나름 '신의 한 수'였다고 할까. 처음에는 냉장고에서 물건 하나를 꺼내기 위해 주방에서 옆방으로 잔발을 여러 번 사용해야 하는 번거로움에 짜증도 났지만, 이제는 이런 의무가 되레 작은 노동의 축적과 근면의 동기를 일으켜 지금은 재미있는 습관의 하나가 되었다.

　회사에서 점심을 먹는 걸 제외하고, 하루 한 번 또는 두 번 정도 집에서 음식을 해 먹는 것으로 잔발의 걸음 수를 계산해보면 거의 1,000걸음 가까운 걷는 효과가 유발된다. 단순히 걸음 수만의 문제가 아니라, 식사 준비부터 시작해 식사 후 설거지까지, 먹고 바로 눕거나 쉬는 안 좋은 습관으로부터의 탈출이라는 점에서 의도치 않게 건강을 유지하는 태도를 만들고, 뿌듯함까지 덤으로 챙기도록 했다.

　주방과 냉장고가 멀찍한 곳에서 밥을 해 먹는 일은 다

음의 세 가지 측면에서 건강에 이롭다. 우선, 소소한 노동을 강제할 수 있다. 냉장고 안 음식을 주방까지 들고 가야 하는 노동의 길은 '멀고 험하다'. 아침 샐러드를 만들기 위해 어린잎 채소, 사과, 파프리카, 블루베리, 토마토, 오이, 견과류를 한꺼번에 옮길 수 없기에 양팔에 하나씩 부여잡고 오고 가길 여러 번 거친다(물론 이 노동은 의도된 것이다). 그 다음 아래 칸 냉동실에서 호밀빵을 꺼내기 위해 허리를 굽힌다. 기상하자마자 굳은 허리 척추를 펴주는 효과가 있다. 그리고 치즈와 우유를 꺼내 아침 식탁을 완성한다. 노동과 운동의 경계는 희미해질 뿐이다. 냉장고를 더 멀리 떨어뜨릴수록 운동 효과는 더 커진다.

둘째, 냉장고가 멀어지면 한 번 만에 잊지 않고 필요한 식재료를 가져오기 위해 머릿속에서 '정리'를 하기 시작한다. 맨 먼저 무엇부터 꺼낸 후, 두 번째는 이것, 세 번째는 저것 하는 식으로 순서를 정하고 이를 잊지 않으려고 한다. 이러한 행위들이 나름 치매 예방의 지름길이라고 믿으며 실천한다. 현존하는 가장 좋은 치매 치료가 걷는 것이고, 걸으면서 구구단을 외우면 효과는 더욱 좋다고 알려져 있는데, 떨어져 있는 냉장고까지 왔다 갔다 하며 물건을 기억하는 방법 역시 또 다른 치매 예방법이 될 수 있지 않을까, 생각한다.

마지막으로 그렇게 얻은 수고로 만든 집밥은 외식 때와 확연한 차이로 만족감과 건강을 높여준다. 집에서 손수 끼니를 해결해 봐야 밖의 음식이 얼마나 달고 짠지 비교할 수 있다. 집에서 제육볶음을 할 때는 설탕이나 올리고당 (물엿) 첨가를 고민하게 되는데, 밖에서 먹을 땐 단맛을 위해 첨가물을 얼마나 넣었는지 전혀 알 수가 없다. 다만, 입안에서부터 느껴지는 단맛으로 가늠할 뿐이다. 그렇게 먹어보면 음식에 들어가는 각종 조미료 등이 얼마나 많은지 쉽게 상상할 수 있다. 되도록 하루 두 끼는 집에서 해 먹는 걸 '의무 조항'으로 새겨둘 필요가 있다.

냉장고가 멀리 있을 때, 우리는 딱 두 가지만 기억하면 된다. '부족한 채소와 과일과 영양식을 걷기 운동으로 언제든 꺼내먹을 수 있다는 사실'과 '건강한 요리를 만들기 위해 맨손과 잔발 그리고 머리를 부지런히 움직여야 한다는 사실' 말이다.

냉장고를 가까이 두고 건강한 음식을 더 빠르고 많이 해 먹을 수도 있지만, 건강에 문제가 있다면 가급적 냉장고를 멀리 두고 몸을 좀 더 부지런히 움직이는 편이 육체와 정신에 더 도움이 된다는 것을 잊지 말자.

20

진정한 건강 라이프의 시작
'격일 운동'

당뇨 전단계 진단을 받고(2021년 12월), 본격적으로 시작한 운동은 그야말로 가뭄 속 단비와 같았다. 그리고 2022년 3월부터 시작한 달리기는 운동 중에서도 가장 뛰어난 효과를 발휘했다. 당뇨, 특히 후천적 생활 습관으로 생기는 제2형 당뇨*는 소위 살을 빼면 금세 정상으로 회복된다. 허릿살이 줄고 내장지방 수치가 떨어지면 당뇨도 그 무서운 살기를 숨길 수밖에 없다.

　건강이 악화하면 운동은 맹신의 대상이 된다. 매일 똑같은 시간 한 번도 안 빠뜨리던 숙제를 안 한 것 같은 죄책감이 밀려들고, 하루건너 뛴 운동이 몸에 나쁜 영향을 줄지 모른다고 걱정을 하기도 한다. 그래서 아침에 하던 달리기를 빼먹으면 그날 밤늦게라도 만회해야 정서적으로 안정을 찾을 수 있다.

앞에서도 언급한 대로 3주간의 달리기만으로 거의 8kg을 뺐다. 신기하고 놀라운 경험이었다. 식습관 조절도 병행했지만, 더 큰 공을 들인 쪽은 운동이었기에 그 효과에 감탄했고 만족감 역시 작지 않았다. 그렇게 6개월쯤 매일 같은 운동(달리기)을 하다가 돌연 나를 지치게 하는 장면과 마주했다.

몸무게가 72kg에서 64kg으로 줄어든 뒤로는 더 이상 줄지가 않았다. 처음 1개월 동안은 1km를 뛰고, 그 다음 2개월 동안은 3km로 뛰는 것으로 거리를 늘리고 8kg을 줄였다. 다시 3개월 동안 6km로 늘리는 '고행'을 자처했지만 어찌 된 영문인지 몸무게는 64kg에 맴돌거나, 되레 65kg이 되었다. 마치 '배신의 늪'에 빠진 것 같았다.

이해하기 어려웠다. 언론도 유튜버도 심지어 의사도 운동의 중요성을 강조하는데, 하는 만큼 효율이 생기지 않는다면 과연 계속해야 할 이유가 있을까? 의구심이 스멀

스멀 피어올랐다. 물론 과도한 운동이 독이 된다는 사실을 모르는 바는 아니었다. 하지만 '피로 골절'을 유발할 만큼 (매일 10km 씩 달리기) 뛰는 것도 아니었기에 '적당한 운동'의 정의와 가치를 되묻지 않을 수 없었다. 그러다 '운동=만병통치약' 공식을 깬 것은 매일 운동을 격일로 바꾸면서부터였다. 당뇨 위험 수준인 나로서는 위험해 보이는 결정이지만, 필요한 도전이기도 했다.

삶은 '강강'이 아닌 '강약'의 리듬이다. 매일 3km 달리기를 격일 6km로 조정했다. 달리기 총량은 같고 흐름만 직선에서 포물선으로 바꾸었다. 행여 몸무게가 늘지 않을까 걱정했지만 여전히 63~64kg을 오갔다. '운동량을 줄여도 괜찮은걸까?' 묻지 않을 수 없었다.

인터넷에 '50세 이후 피해야 할 운동'으로 고강도 운동이 꼽혔다. 테니스, 마라톤, 철인 3종경기 같은 운동은 세포 노화를 급속히 촉진해 관절과 근육, 피부 내장기관의 수명을 단축한다는 것이다. 과장된 측면이 있으나, 일반적으로는 그런 연령대에서 일어날 수 있는 '보편적 사건'임을 부인하기 어렵다. 그래서 중년에는 운동 후 회복 시간이 중요하고 고강도 운동도 1주일에 2회를 넘지 말아야 한다고 권고받는다. 중년뿐만이 아니라 전문 보디빌더들도 마찬가지다. 근육량 증가를 위해서 같은 부위의 운동을 연일 하지 않고 쉬게 하는 것도 더 큰 근육을 위한 일보 후퇴이다.

하루 운동하고 하루 쉬는 것을 나도 인정하게 된 것은 체중 유지와 건강 기록 덕분이었다. 하루만 달리지 않으면 무슨 큰일이라도 날 것 같았던 심리적 불안은 다음날 체중계에 올라 몸무게를 확인하고 나서야 떨쳐낼 수 있었다. 운동을 하루 안 했다고 몸무게가 고무줄처럼 움직이지는 않았다. 3개월마다 재던 당뇨와 콜레스테롤 수치도 매일 달리던 때와 비슷했다.

운동을 매일 하면 계속 빠질 줄 알았던 살이 빠지지 않았던 사실에서 나름의 텀(term)을 주며 격일 운동으로 전환했고, 강약 조절로 몸의 리듬감을 만들 수 있다는 경험이 이제는 하나의 습관으로 자리 잡았다. 나는 경험으로 간격을 조율하고 있었는데, 마침 논리적으로, 실험적으로 증명해준 책도 만날 수 있었다. 진화인류학자인 미국 듀크대 허먼 폰처 교수가 쓴 『운동의 역설』이었다.

이 책을 보면 "운동을 많이 할수록 살이 빠지겠지"라는 통념을 완전히 뒤엎는 얘기가 나온다. 예를 들어 밥을 먹고 뛰면 탄수화물을 없애고, 그 다음 지방을 태우면서 살이 점점 빠진다는 게 우리가 알고 있는 운동의 상식이지만 폰처 교수는 그렇지 않다라고 말한다.

운동을 하면 일정량의 칼로리를 태우지만, (운동)하는 만큼 비례적으로 태우지는 않는다는 것이다. 이는 질량 보존의 법칙처럼 에너지 균형의 법칙이 작용해서다. 폰처 교수는 탄자니아 북부에 사는 수렵채집인 하드자족과 현대 사회 직장인들을 10여 년간 비교 연구했다. 하드자족은 남녀 평균 하루 10여km를 걸었고, 산업화된 현대인들은 1주일에 두 시간도 채 걷지 않았다. 상식으로는 당연히 하드자족의 에너지 소비가 많을 것 같지만 결과는 달랐다. 비교군의 에너지소비량은 서로 비슷했다.

이유는 이랬다. 고강도 활동으로 에너지 소비량이 크게 증가하면 다른 에너지 소비를 줄여, 하루에 소비하는 에너지 총량은 일정하게 유지한다는 것이다. 즉, 활동량을 늘려 칼로리 소모가 많아지면 몸은 생리를 바꿔 다른 데 쓸 칼로리를 줄여 균형을 맞춘다. 이 같은 '에너지 균형'은 우리가 다이어트를 위해 운동량을 증가시키면 우리 몸은 기초대사량을 감소시켜 적응하고, 평소와 같은 활동을 하더라도 점차 에너지 소비를 줄이는 적응을 이뤄내는 것을 말한다.

결국 운동으로 아무리 열심히 땀을 빼도 하루에 소비하는 칼로리는 더 이상 늘어나지 않는다. 운동을 처음 시작하고 몇 달간은 8kg이 쉽게 빠졌지만, 1년이 지난 지금은 64kg에서 꿈쩍도 하지 않는 상태로 남아있는 나처럼 말이다. 그래서 '운동의 역설'로 따져보면 꾸준히 운동해도 1년이 더 지난 시점의 몸무게는 지금과 똑같을 확률이 높다. 그렇다고 운동을 포기할 수는 없다. 에너지 소비량을 줄이지 못한다고 건강까지 악화시킬 수는 없기 때문이다. 어쨌든 운동은 염증 완화에 효과적이어서 당뇨, 고지혈증 등 대사질환의 위험을 줄여준다.

운동의 역설이 주는 교훈은 운동에만 너무 집착하지 말라는 의미로 읽힌다. 유산소 운동뿐만이 아니다. 근육 운동의 경우에도 하루를 빼먹으면 올라오던 근육이 쑥 들어가서, 규칙적 운동의 필요성을 맹신할 가능성이 커진다. 하지만 몇몇 논문에서는 매일 근육 운동을 했을 때보다 주 3회를 했을 때 근육 생성에 더 도움이 된다고 밝히고 있다. 격일 운동이 더 낫다는 얘기다.

비록 동물 실험 결과이긴 하지만, 격일 운동한 그룹이 매일 운동한 그룹보다 상대적으로 근육이 더 커졌다는 논문도 있다(이 논문 결과는 지근slow muscle만 커지고 속근fast muscle의 증가는 유의미하지 않아 더 많은 관찰이 필요하긴 하다. 지근은 지구력에 필요한 근육이고, 속근은 순간적인 힘을 필요로 하는 데 쓰이는 근육이다). 매일의 근육 운동이 효과가 안 좋다라고 단정 지어 말할 수는 없지만, 격일 운동의 효과가 되레 근 비대(근육량 늘리기)의 생성을 이끈다는 점은 단단히 새겨둘 필요가 있다.

이렇게 정리하고 보니, 운동에 나름 일관적인 규칙이 생겼음을 알 수 있다. 달리기는 이틀에 한 번, 푸쉬업과 스쿼트는 매일 조금씩, 턱걸이도 이틀에 한 번, 계단은 틈나는 대로. 이처럼 운동의 종류에 따라 할 수 있는 적당량을 정해 규칙 아닌 규칙으로 운동을 습관화하면, 더 묻고 따질 일도 없이 실행에만 집중하면 된다.

격일 운동은 너무 바빠 그날 해야 할 운동을 하지 못할까 불안해하던 매일 운동의 한계에서 벗어나 지속적인 운동의 가능성을 확장하면서 건강을 더 잘 지키는 유리한 조건까지 얻게 해준다.

강박으로 굳어질 뻔한 숙제 같은 운동이 어느새 즐겁고 행복한 놀이로 아침을 살포시 깨우고 있다. "오늘 여유를 만끽했으니, 내일은 신나게 뛰어 볼까"하는 즐거운 속삭임이 본능적으로 튀어나온다.

*당뇨의 두 가지 종류

당뇨에는 두 가지 종류가 있다. 제1형 당뇨는 췌장에서 인슐린을 전혀 만들지 못하는 경우로 소아나 20대 미만 청소년기에 주로 발생한다. 전체 당뇨병 환자의 10% 정도가 여기에 해당한다. 제2형 당뇨는 인슐린이 나오지만 간과 근육에서 인슐린 저항이 있어 제 기능을 발휘하지 못하는 경우로 40대 이상의 성인층에서 다수 발생한다. 전체 당뇨병 환자의 90%에 해당한다.

21

거만한 자세가 척추를 살린다

몇 년 전 이야기다. 2018년 평창동계올림픽 때 TF(태스크 포스) 팀장을 맡았다. 개막 전부터 팀을 꾸려 준비했으니, 거의 한 달 동안 올림픽에 집중한 셈이었다. 팀원들과 함께 주로 한 일은 TV 시청이었다. 아침부터 저녁까지 국내 선수들이 참가하는 경기는 물론이고, 화제의 외국 선수 경기까지도 챙겨야 했다.

회사에선 의자에 앉아 TV를, 집에선 소파나 침대에서 컴퓨터 모니터를 뚫어지게 쳐다보았다. 그래서 그런지 며칠 지나지 않아 어깨가 결리고 목 주변 근육이 경직됐다.

한 10일쯤 지나니, 이번에는 허리를 제대로 펴고 걷기가 힘들었다. 전 국민이 올림픽의 환호로 젖어드는 순간, 내 척추는 통증으로 고통받고 있었다.

물론 목이 이번 일로 갑자기 아픈 건 아니었다. 전부터 조금씩 좋지 않다고 느끼다, 올림픽을 계기로 제대로 폭발한 것 같았다. 통증은 이전에 만난 어떤 통증과도 비교되지 않았다. 뭐랄까. 가만히 앉아있는 게 불가능에 가까웠다고 해야 할까? 조금만 앉아 있으면 목이 아닌 어깨와 팔이 아파서 견딜 수가 없었다. 그때 알았다. 어깨 환자는 팔을 내려야 편하고, 목 디스크 환자는 팔을 올려야 편하다는 사실을.

처음엔 통증이 목 디스크 때문인지, 오십견 때문인지, 운동 부족 때문인지, 잘못된 자세 때문인지 도통 알 수가 없었다. 팔을 올려야 편하다는 부인할 수 없는 사실만 갖고 목 디스크 쪽으로 생각이 기울었지만, 정확한 원인을 알기 위해, 하는 수 없이 병원을 찾았다.

예상은 했지만 이 정도인 줄은 몰랐다. 7개 뼈로 구성된 목뼈 중 6번 뼈가 신경을 '과격하게' 누르는 모습이 MRI에 또렷이 나타났다. 누가 봐도 그 뼈를 절단해 위태

로워 보이는 신경을 도와주고 싶은 마음이 들 정도였다.

처음 찾아간 유명한 관절 병원에서는 나이와 (병) 정도를 봐서 수술이 필요하다고 했다. 인공디스크 치환술까지는 아니더라도 간단한(?) 내시경 수술은 필요하다고 친절하게 안내했다. 솔깃했지만 수술이라는 단어의 공포심 때문에 대형 병원 몇 곳을 더 찾아보고 결정하기로 했다.

두 번째로 방문한 대학병원에서는 "심각하긴 한데, 웬만하면 (척추를) 쓸 수 있는 만큼 다 쓰고 도저히 쓸 수 없을 때 그때 수술하는 것이 바람직하다"라고 말해주었다. 위로를 받는 것 같아 순간 눈물이 나올 뻔했다. 의사 말에 의하면 '도저히 쓸 수 없는 연령대'는 대략 60대 중후반부터였다. 일단 통증이 심하니 목 신경뿌리 염증에 주사로 약물을 넣는 신경성형술을 시도하자고 해서 흔쾌히 응했다.

주사를 맞고 나서 통증은 완연히 감소했다. 하지만 임시처방이라는 생각에 근본적인 해결책을 찾아야 한다는 절박감이 갈수록 커졌다. 주사 효과는 3주 정도, 그 안에 방법을 찾아야 했다. 가장 쉽고 유용하게 해결책을 볼 수 있는 곳은 유튜브였지만, 디스크 환우들이 모인 카페에서도 소중한 정보들을 만날 수 있었다. 특히 카페에선 통증의 세밀한 정도나 극복 과정을 들을 수 있어 유용했다.

척추 분야의 대가로 불리는 유명한 전문의들은 공통으로 척추 관련 질병에서 "수술은 무의미하다"라고 강조했다. 이춘성 전 서울아산병원 교수는 척추에 메스를 대는 경우는 오로지 '척추측만증'인 경우에만 한정한다고 말했다. 그러니까 디스크 같은 질병은 아예 수술의 '수'자도 입에 오르내릴 필요가 없는 셈이다. 정형외과와 신경외과 전문의까지 고쳐주기로 유명한 서울대 재활의학과 정선근 교수도 척추 질병은 90%가 자연적 치유(습관의 변화)가 가능한 영역이라고 주장했다.

나는 '자연적 치유'라는 말에 주목했다. 하지만 어떤 누구에게도 설명하기 어려운 극심한 통증이 느껴질 때는 수술 외 다른 방법은 없어 보이는데, 그렇게 쉽게 자연 치유를 얘기할 수 있다는 게 상상이 가질 않았다. 도대체 목 디스크란 녀석은 어떻게 생겨 먹은걸까.

디스크는 뼈와 뼈를 연결하는 물렁뼈다. 디스크 안에는 젤리 같은 수핵이 있는데, 디스크 껍질이 터져서 수핵이 빠져나오면 이를 디스크 탈출증 즉, 목 디스크(병변)라고 한다. 그렇게 디스크 증상이 시작되면 초창기에는 목 주변이나 어깨와 팔 등에 통증이, 중간 단계에 이르면 팔과 손에 힘이 빠지는 마비 증상이, 마지막 단계에선 대소변 장애까지 올 수가 있다.

나는 처음에는 팔을 내리고 있는 것이 너무 아파 늘 들고 다녀야 했다. 그렇다고 쟁반에 백반을 이고 다니는 식당 배달 아주머니 같은 모습을 계속 연출할 수는 없어 팔을 내릴 때도 있었지만, 이때는 통증이 계속됐다. 가장 참기 힘든 순간은 대변을 볼 때다. 팔을 올리고 힘을 줘야 하는 순간은 근육 경련과 식은땀, 온몸 비틀기 동작이 한꺼번에 실행됐다. 차라리 목발이라도 짚으면 동정의 눈길이라도 받을 텐데, 눈에 보이는 상처의 흔적이 없으니 이 통증을 설명할 도리가 없었다.

일반 사람의 머리 무게는 보통 5kg이다. 그런데 고개를 한 30도 정도 숙이면 무게가 20kg으로 늘어나는데 이 무게를 목 뒷근육이 잡아야 하니까 결국 디스크가 찌그러지거나 터진다. 현대인들의 목 디스크 주요 원인이 스마트폰과 노트북인 이유가 여기에 있다. 밥을 먹다가도, 횡단보도를 건널 때도, 버스를 탈 때도 모두 고개를 숙여 스마트폰을 보니 C자형으로 부드럽게 곡선을 그려야 할 척추 형

태가 일자형으로 굳어지고 결국 디스크도 터지는 결과를 낳는 것이다.

스티브 잡스는 21세기 인류에게 아이폰이라는 가장 유용한 첨단 기술의 선물을 안겼지만, 동시에 척추 환자를 줄 세우는 의도치 않은 의학적 숙제도 남겼다. 정선근 교수에 따르면, 2009년 말 국내에 아이폰이 들어오는 것을 필두로 스마트폰의 보급이 빠르게 확대되면서 2011년, 2012년 목 디스크 환자가 전보다 25% 정도가 더 늘었다.

예전에는 목 디스크를 예방하고 치료하기 위해 흔히 하던 운동이 맥켄지의 신전운동이었다(1980년대 뉴질랜드의 물리치료사 로빈 맥켄지가 고안한 운동법으로, 튀어나온 디스크를 안으로 밀어 넣어 통증을 완화해 준다). 맥켄지 운동은 '신경학적 증상이 있는 허리 디스크'에 추천하는 운동으로 예전에도 그렇고 지금도 나무랄 데 없는 좋은 동작들이 적지 않다. 이를테면 목을 뒤로 젖혀 디스크 탈출을 막거나 허리를 꼿꼿이 세워 목을 저절로 일자로 만드는 식의 운동이 그렇다. 하지만 결정적으로 이 운동에는 최대 약점이 있었는데, 바로 턱을 당기는 동작이다. 근육을 강화하기 위해 턱을 당기고 고개를 옆으로 돌린 상태에서 손으로 밀어내는 동작은 되려 목 디스크를 자극하는 결과를 초래한다. 고개를 숙이면 앞서 언급한 부작용의 반복인 데다, 근육에 무리한 힘을 줌으로써 디스크 탈출을 유도할 가능성이 크다. 그래서 지금 시점에서 몇몇 운동법은 괴리가 있다.

그럼 목 디스크를 살리는 방법은 무엇일까. 어떻게 해법의 실마리를 찾을 수 있을까. 수술이라는 극단의 방법 말고도 자연적 치유를 통해 점점 나아질 수는 있는 것일까. 우선 생활 습관의 교정이 필요하다. 목 디스크를 살리는 가장 중요한 태도는 '거만해지는' 것이다. 사회생활 어떤 곳에서도 고개 숙이는 '비굴함'보다 지탄과 비판의 대상이 될지언정, 살기 위해 '거만해'져야 한다.

나는 척추에 생명력을 불어넣기 위해 3주간이지만(수술 여부를 결정하기 전까지) 거만한 태도 다섯 가지를 취하기 시작했다. ❶ 등받이 있는 의자에서 오래 일할 때는 허리를 세우기 위해 쿠션을 무조건 댄다. ❷ 40분 또는 50분에 한 번씩 사무실 앞자리 상사가 있든 없든 기지개를 켜고 목에 통증이 있을 때까지 뒤로 젖힌다. ❸ 걷거나 산책할 땐 조선 시대 선비가 그렇게 하듯, 뒷짐을 지고 거만하게 걸어준다. ❹ 노트북 작업이나 스마트폰을 볼 땐 기기를 모시듯 아래에서 위로 시선을 처리한다. ❺ TV를 볼 땐 가급적 엎드려 보는 자세를 취한다.

특히 자주 이용하는 스마트폰이나 노트북을 볼 때는 요령이 필요하다. 예를 들어 지하철에서는 스마트폰을 쥔 손을 천장에서 내려오는 손잡이에 걸고 올려다보는 자세가 유용하다. 노트북은 높이를 조절하는 거치대 등이 잘 나와 있어 눈 위로 노트북 화면을 고정할 수 있다. 또 다양한 모션 데스크도 많아 눈의 위치를 원하는 대로 고정할 수도 있다. 그리고 책상 높이를 움직여 가끔은 일어서서도 일하도록 하면 혈관운동에 도움을 주기도 한다. 극단적인 것 같지만 일상에서 이런 습관에 적응하지 않으면 디스크에 걸리기가 쉽고, 디스크에 걸리지 않기 위해서라도 도구나 자세를 통한 생활 습관 교정이 필요하다.

나는 이런 방법을 총동원해서라도 악착같이 견뎌내려 했다. 생활 습관으로 앞으로 하게 될 병원 치료(수술의 차선책으로)와 아주 중요하지만(믿거나 말거나 식의 불분명한 것도 있지만) 평범한 운동을 병행하면서 나타나는 변화를 몸소 체험하고 싶었다.

다음 편에서는 내 몸이 어떤 식으로 달라졌는지 기록할

것이다. 일단 그전까지는 목 디스크에 가장 중요한 예방책과 비법은 '거만의 자세'에 있다는 사실을 먼저 기억할 필요가 있다.

22

디스크 통증, '수술'은 멀리 '걷기'는 가까이

목 디스크와 허리 디스크 등 척추환자는 X레이나 MRI 등 정밀한 신체 투시 영상을 통해 수술을 쉽게 결정한다. 그럴 수밖에 없는 것이 판독 영상으로도 한눈에 확인되기 때문이다. 뼈가 부러진 흔적, 근육과 신경의 이상 징후 등이 고스란히 드러나고, 이를 방치할 경우 더 큰 문제가 생길 수 있다는 얘기를 들으면 수술을 고려하지 않을 수 없다.

이런 식으로 젊은 나이에 수술한 지인들 얘기를 수없이 들었다. 나 역시 MRI를 통해 목 척추 6번이 신경을 과도하게 누르는 모습을 보고 있으니, 당장 수술을 통해 튀어나온 뼈를 자르고, 새 디스크로 '교환'하는 게 신체·정신적 안정을 위해 낫겠다는 생각이 들었다. 하지만 이러한 판단은 섣부르다. 영상이 아무리 정확하고 빈틈이 없어도 척추 촬영만큼은 '혼돈의 법칙'이 적용되기 때문이다.

혼돈의 법칙? 이는 사진 판독과 실생활 고통의 비례성에 대한 얘기다. 사진으로는 뼈가 신경을 압박하고 있는데, 실제 생활에선 하나도 통증을 못 느끼는 '정상인'이 있는가 하면, MRI 상으로는 아무 문제가 없는데 일상에선 죽을 듯 고통에 시달리는 '환자'가 있다. 그래서 단순히 사진 판독만으로 수술 여부를 결정하는 것은 위험하다. 디스크가 찢어지면 그 순간은 고통이 최대치로 오른다. 정점을 찍는 고통 때문에 수술을 더 쉽게 받아들이는데 이 순간을 어쨌든, 아무쪼록, 끝까지 버티는 인내가 요구된다. 고통의 순간을 넘기고 차근차근 다시 생각해 볼 필요가 있다는 얘기다.

디스크가 찢어지면 어떤 식으로든 아문다. 단지 기간이 길 뿐이다. 최소 1년 반에서 3년 안에 다시 아물기 때문에 인내로 버틴 자는 신기한 회복을 경험할 테지만, 즉시 수술한 이들은 인내의 기회를 가져본 적이 없기 때문에 "수술하길 잘했다"라는 말부터 꺼내기 쉽다. 대게 수술을 피하기 어려운 이유는 통증 때문이다. 말이 통증이지, 정말 호흡 곤란까지 동반되는 그런 종류의 통증을 겪어보지 못한 자는 결코 이해할 수 없다.

목 디스크 통증은 크게 두 가지로 나뉘는데, 연관통(聯關痛)과 방사통(放射痛)이 그것. 연관통은 디스크가 찢어져 신경이 눌려 생긴 통증으로 목 주변에 주로 나타난다. 어깻죽지가 아프고 (목이나 어깨) 근육이 뭉친 느낌이 강하고 머리나 귀가 아프다고 호소하는 경우이다. 그리고 디스크가 찢어지다 못해 그 안에 수핵이 밖으로 흘러나와 신경 뿌리에 (염증을 생성해) 통증을 유발할 때가 있는데, 이것이 방사통이다. 방사통은 목 주변에 있지 않고 팔이나 다리로 내려가는 게 특징이다. 방사통은 산고(産苦)를 능가할 만큼 고통이 극심하다. 통증으로 눈물이 나는 건 예사고, 수주간 잠을 제대로 못 자기도 한다.

우리는 흔히 목 주변 근육이 뭉치면 마사지를 받아야 풀린다고 여기기 쉬운데, 사실은 디스크가 찢어졌거나 찢어질 때가 온 것이다. 다만 통증이 심하지 않아 못 느낄 뿐이고, 찢어졌다는 험악한 표현을 수긍하기 싫을 뿐이다.

찢어져서 연관통이 나타나면 목과 거리가 먼 위장약이나 심장약을 처방받아 먹곤 한다. 위와 심장의 통증이 사실 목 디스크에서 시작됐다는 사실을 깨닫기 전까지는 말이다. 그리고 디스크가 찢어져 수핵이 흘러나와 신경에 염증을 일으킬 정도가 되면 또 다른 통증으로 몸살을 앓는다.

연관통과 방사통은 서로 교류한다. 연관통에서 시작해 방사통으로 갔다가 다시 연관통으로 오는 순환 노선은 우리 근육을 수시로 못살게 군다. 정말 이 고통을 못 견뎌 수술을 결정하는 것은 숟가락을 들 힘도 없을 정도로 쇠약해졌거나 대소변을 보기 어려울 만큼 감각이 사라졌을 때뿐이다.

나는 이 정도까지는 아니었으나 심한 통증으로 매 순간 참느라 인내력이 바닥날 지경이었다. 1차적으로는 신경뿌리 염증을 완화하는 주사요법으로 안정을 찾았지만, 언제까지 이렇게 인내하며 버틸 수 있을지가 문제였다. 몇 개월 뒤 통증은 다시 찾아올 텐데, 그땐 결국 수술을 결정해야 할까, 설사 수술한다 한들 그 이후에는 문제가 없을까, 하는 고민이 다시 시작되었다.

하지만 수술은 수년 뒤 수술한 디스크가 다른 자연 디

스크에 영향을 주기 때문에 수술을 또 해야 하는 위험이 도사리고 있다는 게 많은 전문의의 지적이다. 요약하면 통증은 수술을 고려하지 않는 편이 낫다. 가장 좋은 치료법은 금세 효과를 보기는 어렵지만 서서히 그러다가 어느 날 갑자기 변화를 맞이하는 이 '운동'을 하는 것이다. 바로 '걷기'다.

내게 주어진 치료의 마지막 시간을 6개월로 정해놓고 밑져야 본전이라는 심정으로 걷기라는 아주 간단한 '목디스크 치료'에 나섰다. 전문가와 선배 환자들의 얘기를 모으면, 걷는 데는 두 가지 조건이 필요했다. 한 시간 정도의 시간을 들여 평지를 걷는 것이다. 오르막과 내리막이 있는 곳을 걸으면 척추에 영향을 주고 걷는 시간이 너무 짧거나 길면 효과가 나타나지 않는다고 했다.

나는 통증을 완화해 주는 주사를 맞고 매일 한 시간씩 무조건 청계천을 걸었다. 하지만 거의 한 달이 되어가는데도 별 효과는 없었다. 되레 없던 허리 디스크까지 생길 판이었다. 그래도 멈출 수는 없었다. 그렇게 45일쯤 지났을까. 정말 어느 날 갑자기 통증이 씻은 듯이 사라졌다. 찢어진 디스크는 최소 1년 6개월에서 3년까지 기다리면 회복된다는 전문가들의 진단을 대놓고 무시라도 하듯 그렇게 6주만에 통증이 사라졌다. 신기했다. 마치 기타를 처음 배울 때 F 코드가 바로 안 돼 수십 일을 헤맨 뒤 어느 날 갑자기 자연스럽게 잡을 수 있었던 기쁨과 거의 흡사했다.

걷기가 디스크에 특효라는 사실을 '감동'으로 느낀 뒤 걷는 것은 내 일과에서 가장 중요한 습관으로 자리 잡았다. 아버지는 생전 걷는 행위의 예찬론자였다. "여기서 신림동까지는 6.4km 되는데, 걸으면 56분 걸려"같이 정확한 수치로 설명을 대신하던 분이었다. 전남 고흥까지 국토의 최남단을 걸어서 완주했을 정도였다. 평생 흡연했지만, 투병하지 않고 영면한 것도 걷기 때문이라고 조심스레 추측해본다.

나도 걷기에 입문한 뒤로 몇가지 응용 버전을 모두 시험하는 중이다. '걷기 → 등산 → 맨발 산행 → 달리기' 등으로 말이다. 특히 달리기는 장시간 앉아서 일하는 동안 뭉친 근육, 잘못된 자세, 기울어진 척추의 모든 문제를 가장 손쉽고 빨리 해결해주는 만능 요법이라는 점을 지난 1년의 경험을 통해 확실히 깨닫게 되었다.

당시 목 디스크가 생각보다 더 심했다면 달리기는커녕

걷기조차 겨우 해내며 하루하루를 버텼을 텐데, 다행히 달리기를 해낼 기회까지 얻었으니 행운이 아닐 수 없다. 뛸 때마다 홍제천 변에서 만나는 수많은 예비(?) 환자를 보면서 느끼게 되는 상대적 고마움까지 덤으로 얻은 것 같다. 이로써 나의 목 디스크는 통증이 시작된 2018년 이후 지금까지 '이상무'라는 신호를 매일 보내고 있다.

23

자전거로 출퇴근하기

익숙함은 도전을 갈망한다. 최고의 행복에서 불현듯 불행을 떠올리듯 말이다. 알랭 드 보통의 첫 소설 『왜 나는 너를 사랑하는가』에는 '안헤도니아'(Anhedonia)라는 말이 나온다. 헤도니아(Hedonia, 쾌락·행복)의 반대말이다. 소설 속 주인공의 여자친구가 스페인의 한 아름다운 마을에 방문하자 밀려오는 행복감에 말을 잃는 순간, 이 행복을 잃을지 모른다는 불안감을 빗댄 표현이다. 소위 '행복소멸 증후군'이다.

행복은 영원하지 않다. 어쩌면 행복은 소유해 본 적이

없기에 그렇게 늘 도전할 뿐이다. 막상 정복하면 다시 불행의 그림자가 스멀스멀 피어오른다. 우리가 노력해 얻은 건강을 위한 패턴 역시 오래가기 힘들다. 익숙하다 싶어 거기에 정착하려 할 때 꼭 도전의 변곡점은 다시 생긴다.

아침, 점심, 저녁 일과에서 내 식습관과 운동은 규칙적이고 안정적인 배열을 갖추고 있었다. 어느새 1년을 훌쩍 넘겼다. 채소와 과일을 곁들인 지중해식 샐러드와 계란, 우유와 하바티 치즈를 포갠 100% 호밀빵으로 구성된 아침 식사 그리고 밥은 반만 덜어 먹고 아무리 바빠도 식사 시간은 15분 이상을 지키려는 노력은 이제 억지로 하는 숙제가 아닌 익숙함의 습관으로 자리 잡았다.

그러나 익숙함이 무르익어 자동반사처럼 움직이자 어디선가 작은 문제들이 터지기 시작했다. 매일 3km씩 달리던 '러닝 효과'는 어느 시점부터 효과가 미미해졌고 하루 100회 팔굽혀펴기와 20회 턱걸이는 일정한 근육의 크기를 만들어놓고 더 이상 멋진 근육을 허락하지 않았다. 무엇보다 아침 식사 후 갑자기 밀려오는 졸음은 이전에는 경험하지 못한 새로운 숙제거리였다.

출근길에 버스를 타면 회사 도착 중간 지점에서 어김

없이 졸음이 밀려왔다. 잠깐 졸린 수준이 아니라 창문이나 의자 모서리에 깊이 박혀 나도 모르게 의식을 실종(?)하며 조는, 거짓말을 조금 보태면 기절 직전의 수면을 몇 번씩이나 경험했다.

익숙함이 길어져 생긴 도태의 증거인가, 효과 좋은 항생제의 약발 만료인가. 결국 도전의 길로 들어서야 했다. 기존의 패턴으로는 건강을 지켜내기가 쉽지 않았다. 선택은 두 가지. 기존에 하던 운동의 강도를 더 높이든가, 아니면 새로운 운동을 통한 자극을 도입하든가 둘 중 하나였다. 하지만 기존 운동만으로도 힘들고 지친 상태라 강도를 높이는 건 내키지 않았다.

그러다 우연히 아침 버스를 놓치고 지각할 것 같아 급한 대로 '따릉이'(서울시에서 운영하는 공영 자전거)를 탔다. 그런데 이게 본의 아니게 '신의 한 수'였다. 타려던 버스가 지나가고 10분 뒤에 출발했는데도, 회사 앞에서 그 버스를 내 뒤에서 발견했으니 말이다. 이런 '기적'을 어떻게 설명해야 할지 난감했다. 어쨌든 계산해 보기로 했다. 지난 세월 버스로 이동하는 경로와 자가용을 이용하는 방법, 그리고 최근 맛본 자전거로 출퇴근하기를 모두 동원해 셈을

해보니, 결과는 이랬다.

홍제동 집에서 광화문 회사까지 거리는 대략 6km 정도. 자가용은 홍제역에서 독립문까지 늘 막히는 구간을 지날 때면 교통 상황에 따라 빠르면 30분 늦으면 40분 정도면 도착할 수 있다. 버스는 노선이 자하문 터널로 가는 방식이라 조금 더 돌아가는 거리이긴 하나 막히지 않는다는 장점이 있고, 평균 30분 정도 소요된다.

자전거는 자가용과 노선이 비슷하다. 인도와 차도를 동시에 이용할 수 있어 막히는 구간을 피할 수 있다는 점, 여러 차로(경로) 중 선택할 차로가 상대적으로 많아 우회할 수 있다는 것은 장점이다. 다만 홍제동(모래내)에서 광화문까지 가는 길은 험로다. 자전거 전용도로를 단 한 군데도 만날 수 없고 오르막과 내리막이 포물선 그리듯 펼쳐져 있고 차로를 이용하기에는 폭이 너무 좁아 위험을 감수해야 한다. 그래서 적색 신호등에 차가 멈추면 잠깐 차로를 이용했다가 차들이 몰려오면 다시 인도로 피신하는 식으로 리듬을 잘 타야 한다.

결론적으로 자전거를 통한 출퇴근이 곡예 리스크(위험)가 있긴 하지만 출근 시간 면에서 베네핏(이익)이 더 컸다.

그 뿐만은 아니었다. 특히 무악재의 오르막을 힘겹게 오를 때는 허벅지 근육이 저절로 붙을 만큼 안간힘을 쓰는 나 자신이 자랑스러웠다. 버스를 탈 때는 졸음을 참지 못해 아침을 거르는 방법까지도 심각하게 고민했는데, 한 달 째 자전거를 타보고는 이런 고민이 필요 없다는 것을 깨달았다.

10여 년 전 잠깐 자전거로 출퇴근한 적이 있었다. 왕복 네 시간을 투자해 1년 넘게 한강을 달렸는데, 근무 시간대가 달라지고 전립선 비대증이 생기면서 자전거와도 멀어졌다. 몸에 이상 신호가 없었을 때 타던 자전거와 여러 군데서 이상 신호를 받고 있는 지금 타는 자전거는 분명 달랐다.

건강이 나빠져서 타는 자전거는 목적과 효율성에 철저하게 집중한다. 전립선이 안 좋은 남성이 자전거를 세 시간 이상 연속으로 타면 건강에 적신호가 온다는 걸 안 뒤로 매일 타더라도 하루 한 시간을 넘지 않으려고 애쓰고 (달리기 등 다른 운동도 함께 하고 있으므로), 유산소와 근력 운동이 모두 가능하려면 어떤 기어에서 어떤 스피드를 내야 하는지도 염두에 둔다.

나이가 들면서 근육은 줄고 관절의 부담은 늘어나는 상

황을 의식하면, 체중을 분산시키면서 충격을 줄이는 여러 운동 중 손쉽게 빨리할 수 있는 운동이 자전거임을 알게 된다. 게다가 자전거는 살을 빨리 빼는 '가장 기분 좋은 운동'이기도 하다. 달리기보다 운동의 재미가 높고, 기구를 통해 나름의 스피드도 즐길 수 있다. 게다가 나이 들면 기초대사량이 줄어 조금만 먹어도 살이 찌는 비만으로 직행하는데, 자전거만큼 칼로리 소비량을 높이는 운동도 없다.

자전거로 출퇴근만 해도 살을 뺄 수 있다는 연구 결과도 있다. 덴마크 코펜하겐 대학은 체중이 많이 나가는데 활동량은 적은 130명을 세 개 그룹으로 나눠 몸무게 변화를 추적 관찰했다. 첫 번째 그룹은 약 14km 거리를 자전거로 출퇴근하고, 두 번째 그룹은 주 5회 35분씩 고강도 운동을 하고, 세 번째 그룹은 주 5회 55분씩 중간 강도의 운동을 하도록 했다. 6개월이 지난 뒤 지방량을 비교했더니, 첫 번째 그룹은 4.5kg, 두 번째 그룹은 4.2kg, 세 번째 그룹은 2.6kg가 각각 감소했다. 자전거로 출퇴근만 해도 주 5회 운동한 사람보다 살이 더 많이 빠졌다는 얘기다.

물론 이러한 결과가 모든 사람에게 똑같이 적용되는 건 아니다. 하지만 자전거가 걷기보다 칼로리 소비량이 네 배 높다거나 한 시간에 300에서 700kcal가 빠진다거나 하는 결과를 가볍게 봐서는 안 된다. 칼로리 소비량도 그렇지만, 무릎이 안 좋은 사람이나 퇴행성 관절염을 앓고 있는 사람에게 자전거는 더 이상 선택의 여지가 없는 좋은 운동이다. 체중이 1kg 늘어나면 무릎에 주는 부담은 세 배 늘어난다. 체중이 10kg 불었다면, 무릎에 30kg 아이를 달고 다닌다고 생각하면 된다.

자전거가 모든 운동의 근본이라거나 핵심이라는 얘기는 아니다. 우리가 꾸준히 하는 운동의 익숙한 패턴이 어떤 지점에서는 더 이상 움직이지 않고 정체돼 있을 때 '도전'을 받아들여야 하는 시기가 있고, 그때 우리가 선택해야 하는 1순위 후보 중 자전거는 빼놓을 수 없는 매력적인 아이템이라는 것이다.

오늘도 자전거 안장에 올라 회사로 출근하려 할 때 이런 생각이 문득 스쳐 지나갔다. 아침 졸음을 물리치고 근육을 강화하며 덤으로 시원한 바람까지 안겨주는 이 혜택들도 어느 시점에선 또 다른 도전을 준비해야 할지도 모른다고. 하지만 그런 날을 두려워하지 말고 받아들이자. 건강은 그렇게 준비된 자들을 위해 주는 신의 선물이니까.

24

밤 10시,
잠자리에 들어야 하는 이유

젊었을 때 수면은 내 인생에서 별로 중요한 것이 아니었다. 늦게 자고 늦게 일어나는 걸 기본으로 삼았고, 하루 이틀 밤을 새우는 것 정도는 꼭 해봐야 할 필수 경험으로 생각했다. 심지어 잠을 적게 자는 걸 최고의 미덕으로 여기기도 했다. 사회 분위기도 이런 '숏 슬립'(short sleep)을 부추기고 동조했다. 잠시 학원 강사로 일할 때, 고3 입시반 여학생 책상 앞에 "한 시간 덜 자면 남편의 직업이 바뀐다"같은 그럴듯하면서도 긴장감 넘치는 글귀가 닥지닥지 붙은 걸 본 적도 있다.

나는 이승만 정권 시절 그 유명한 '사사오입'(四捨伍入, 0~4까지는 버리고 5~9까지는 반올림하는 셈법)의 유행어 대신 박정희 정권 시절에 탄생한 그 유명한 '사당오락'(四當伍落, 4시간 자면 대학에 붙고 5시간 자면 떨어진다)이라는 웃지 못할 조어에 학창 시절을 맡긴 세대다. 우리 세대에게 잠은 곧 적이고 병이었다. 참고 극복하는 자만이 모든 것을 쟁취한다고 수없이 듣고 자랐다. 하지만 웬걸 반세기를 살아 보니, 잠은 친구이자 보약이고 건강의 화수분이다. 잠만큼 인간의 건강을 이롭게 하는 도구가 또 있을까.

돌이켜보면 40대 후반까지 새벽 3시 이전에 잠이 든 적이 거의 없었던 것 같다. 각종 만남을 핑계로 밤 12시 전후까지 모임을 이어가면서 그 전에 잠을 자면 마치 소중한 시간을 뺏기는 것 같고, 일찍 잠들면 도태한 것으로 여겼다. 무엇보다 하루의 마침표는 새벽에 찍어야 진정한 사회인이라는 얼토당토않은 믿음을 무의식처럼 갖고 있었다.

하지만 그런 일도 하루 이틀이다. 몸이 지치고 피곤이 몰려오는 것은 어쩔 수 없다. '세상을 접수하듯' 살아온 날의 대가는 참혹하다. 일단 가장 먼저 시작된 것이 낮잠이다. 여러 보고와 연구에서 드러나듯 낮잠은 10분에서 최대 30분까지가 적당하다. 하지만 늦게 잠자리에 들고부터는 최소 한 시간에서 두 시간까지 낮잠을 자는 버릇이 생겼다. 졸면서 일하고, 일하면서 조는, 몽롱한 반의식의 상태였다.

'긴 낮잠'은 심장에도 안 좋은 영향을 준다. 최근 스페인의 한 대학병원 연구팀이 낮잠 시간과 심방세동(심장이 갑자기 빨라지거나 느려지는 식의 불규칙하게 뛰는 부정맥 증상의 하나) 발생률 사이의 연관성을 조사했더니 매일 30분 이상 낮잠을 자는 사람은 30분 미만 자는 사람보다 심방세동 발생률이 90% 이상 높았다(2만여 명을 14년간 추적 관찰). 낮잠을 자고 안 자고의 차이는 좀 더 면밀한 추가 관찰이 필요하지만 잔다는 가정하에서는 낮잠을 오래 자는 건 독이라는 얘기다.

중국 중난대학 연구팀도 지난해 영국 바이오뱅크 데이터를 통해 11년간 36만 8천 명을 추적한 끝에 낮잠 자는 빈도가 올라갈수록 고혈압 위험이 40%까지 증가했다는 결과를 발표했다. 이 같은 결과들은 모두 낮에 일하고 밤에는 자는 규칙적 생체리듬을 교란하며 건강에 악영향을 줄 수 있다는 뜻으로 읽힌다. 전기가 없던 시절, 밤에 활동하기 어려워 잠으로 그 시간을 보내며 최적의 몸 상태로 인간이 진화했는데 이를 역행하는 순간, 건강도 나빠질 수 있다는 논리다.

마찬가지로, 늦게 자는 습관도 낮잠과 크게 다르지 않다. 직업상 어쩔 수 없이 야근하고 늦게 자야 하는 사람도 매한가지다. 일례로 야근하는 여성은 유방암 발병률이 두 배 증가하고, 야근하는 남성은 전립선암이 무려 3.5배 증가한다는 보고도 있다. 국제암연구소가 야간에 안 자고 일하는 교대 근무를 발암 물질로 분류한 것은 결코 과장이 아니다. 내가 30대 후반에 노안이 오고, 전립선 비대증은 40대 초반, 녹내장의 기미는 40대 중반에 서둘러 온 것도 곰곰이 생각해보면 수면과 관계가 있다고 말할 수 있다. 늦게 자고 적게 자는 수면은 분명 신체에 적신호를 켠다.

수면에서 제일 중요한 것이 낮에 자지 말고 밤에 자야 한다는 사실이다. 이것이 대원칙이다. 낮잠을 잔다면 30분 미만, 밤엔 늦어도 밤 12시 전에 잠자리에 들어야 한다. 수면의 중요한 또 다른 원칙은 '언제'와 '얼마나'이다. 최적의 잠자리 시간은 언제이고, 또 얼마나 자야 할까.

예전에 『괴도 루팡』인가, 『셜록 홈즈』인가 하는 책에서 이런 글귀를 읽은 적이 있다. "밤 10시 이전에 자는 한 시간의 잠은 밤 12시 이후에 자는 잠의 세 시간과 맞먹는다" 왜 아직도 이 구절이 기억에서 지워지지 않는지 모르겠지만, 지금 생각해보면 이 말만큼 맞는 말이 또 있을까 싶다. 사실 수면은 뇌의 영역이라 무엇이 정답인지는 단언하기 어렵다. 몇 년 후 또 어떤 연구 결과가 새로운 충격적인 사실을 전해줄지 모를 일이다. 아직까지는 의료계의 연구와 해석으로 정의된 안정적인 수면 흐름이나 패턴을 믿는 편이 가장 도움이 된다.

그런 관점에서 나의 새벽 수면이 실패작인 건 분명하다. 밤 12시 넘어 잠들고 다음 날 일어나는 패턴과 밤 10시에 잠든 뒤 다음 날 맞이하는 상태는 하늘과 땅 차이다. 우선 10여 년 전 나는 코골이와 무호흡증으로 수백만 원의 비용을 들여 양압기(주로 마스크를 통해 공기를 기도로 불어 넣어 주는 기구, 잘 때 착용한다)를 사용한 적이 있다. 어린이들은 턱관절이 자라는 중이어서 코골이도 무호흡증도 거의 없지만, 성장이 멈추면 턱관절이 숨구멍을 막는 호흡 장애가 생길 수 있다. 외국에선 가끔 관절을 깎아 위치를 조절하는 수술을 하기도 하는데, 이게 너무 큰 '공사'여서 대부분 양압기를 이용한다. 작동 원리는 무호흡이 시작될 때 억지로 숨구멍을 틔워 일정한 호흡을 유지하는 식이다. 최종적으로는 수면의 질을 높이는 게 목적이다. 양압기를 이용하면 세상이 달라 보인다. 다음날 하품 한 번 하지 않으며, 정신은 말짱하며 모든 일에 의욕이 넘친다.

양압기가 수면의 질을 높여 주기는 하지만 계속해서 기기에 의존해서 생활을 이어갈 수는 없다. 낮은 베개를 사용하거나, 좀 더 일찍 잠자리에 들거나, 최대한 코를 골지 않는 자세로 수면을 취하는 등 양압기 없이 생활 습관의 교정만으로 수면의 질을 최대한 끌어올리는 노력이 필요하다.

밤 12시를 넘겨 여덟아홉 시간을 자는 것과 밤 10시에 잠자리에 들어 대여섯 시간을 자는 것을 비교해도 개인적 체험으로는 후자가 훨씬 낫다. 밤 12시 이후의 잠은 아무리 많이 자도 일단 피곤하고 몸이 무겁고 피부가 거칠하다. 밤 10시 수면은 거짓말 좀 보태면 피부가 재생되는 듯하고 눈도 초롱초롱해진다. 양압기 착용만큼은 아니지만, 면역력도 높아져 상처도 빨리 낫는다. 코골이와 무호흡증이 있어도 밤 10시대 수면이 밤 12시 이후보다 질이 더 좋다. 잠자리에 드는 시간대를 격일로 비교만 해봐도 이 사실은 금세 드러난다.

하지만 불면증 등으로 일찍 잠들 수 없는 사람이 있다. 이들에게는 어떤 방법이 필요할까. 즉각적인 효과는 운동에 있다. 걷기나 달리기를 아침보다 잠들기 한두 시간 전에(오후 8시나 9시쯤) 하면 수면 장애가 줄어든다. 발바닥에 심한 자극을 주는 운동도 좋다. 맨발 산행을 40분에서 한 시간 정도 하면, 밤 10시 전에 자신도 모르게 눈이 스르르 감긴다. 반대로 아무리 운동을 해도 '이것'을 못 지키면 잠자리에 절대 들 수 없다. 핸드폰이나 TV를 켜고 호기심이나 긴장감을 높이는 장면과 마주하다 탈출하지 못하면 밤 10시는커녕 새벽 두 시에도 눈이 말똥한 자신을 발견하게 된다.

잠을 '얼마나' 자야 하는지는 여전히 논란거리다. 에디슨은 하루 세 시간만 자는 '숏 슬리퍼'(short sleeper)였고, 아인슈타인은 매일 열 시간을 못 자면 연구하지 못 하는 '롱 슬리퍼'(long sleeper)였다. 개인마다 적응하는 수면 시간이 다르다 보니, 부모로부터 받은 유전자와 본인의 생체리듬에 맞게 자야 한다는 논리가 설득력을 얻고 있다.

그럼에도 한 가지 분명한 건 보편적으로 일정한 수면 시간은 반드시 필요하다는 것이다. 영국 수상이었던 마가렛 대처는 하루 서네 시간밖에 자지 않는 습관을 갖고 있었다. '성공한 리더의 습관'으로 곧잘 회자되었으나 말년에는 치매에 뇌졸중으로 투병하다 사망했다. 수면 부족은 심장은 물론, 치매와 뇌졸중에 직격탄인 셈이다.

과거에는 적정 수면 시간은 사람마다 다르다는 점을 내세웠지만, 최근 경향은 지역과 인종을 불문하고 건강의 적정 수면 시간을 정해놓고 있다. 일곱 시간 반이 그것. 수면 시간이 이보다 훨씬 적거나 많아도 문제다. 서울대 의과대학 연구결과를 보면 다섯 시간 이내 수면은 일곱 시간 반에 비해 사망률이 21% 올라가고, 열 시간 이상 자면 사망률은 36% 증가한다. 2021년 연구(영국 엑서터대학교에서 43~79세 성인 8만 8천 명을 대상으로 수면 데이터 추적)에서는 오후 10시에서 10시 59분 사이에 잠드는 사람들에게서 심혈관질환 발생률이 가장 낮았다. 이 연구는 '24시간 생체 시계'에 최적의 취침 시간이 존재한다는 것을 직간접으로 제시한다. 물론 통계의 함정이 있을 수도 있고, 모든 이에게 일괄적으로 적용하기 어려운 한계도 있다. 하지만 우리는 계속된 비슷한 결과와 경험, 얘기를 통해 일정한 확신을 가질 수밖에 없다. 그리고 실제 그런 함숫값이 나에게도 똑같이 일어나고 적용된다면 더욱 믿을 수밖에 없다.

이제 밤 10시대에 자는 일은 내 일과에서 중요한 습관의 하나다. 10시가 12시 같고, 12시에 가까워지면 불안이 엄습한다. 이렇게 빨리 잠자리 시간에 적응할 줄은 나 자신도 몰랐다. 못 믿을 건 단 하나. 왜 밤 10시에는 재미있는 드라마와 예능이 다 몰려있느냐는 것이다. 그걸 피한다 하더라도 잠들기 전 잠시 들른 넷플릭스 공화국의 콘텐츠를 외면할 자신은 또 어디 있겠느냔 말이다.

25

No 배달, No 택시, No 마사지

No 배달, No 택시, No 마사지. 몇 년 전부터 나도 모르게 몸에 밴 3무(無) 규칙이다. 불과 5년 전까지만 해도 없어서는 안 되는, 밥 먹듯 하던 습관들이었다. 회사에 다니는 한 택시는 무조건 '국룰'이었고, 야간에 출출하거나 주말에 귀찮을 때 배달은 필수 코스였으며, 한 달에 한 번 혈액 순환과 피로 회복을 위해 잊지 말아야 할 단 하나의 바디테라피(body therapy)가 마사지, 그중에서도 타이 마사지였다.

하지만 코로나19가 시작된 2020년 초부터 나는 3무 법칙을 적용하기 시작했다. 금연에 돌입한 후 후각과 입맛이 돌아오자 수시로 무언가를, 특히 단 음식을 '흡입'하기 시작했고, 이는 당뇨병 전단계라는 나와 거리가 먼 듯한 병을 내 몸에 '잠입'하도록 했다. 여기에 '단짠' 가득한 배달 음식은 가장 먼저 끊어야 할 목록 1호였다. 배달 음식을 끊고 나면 거의 모든 음식이 심심하지만, 인간은 환경의 동물인지라 금세 새로운 맛에 길들여진다. 고작 1주일이다.

음식값에 배달비까지 합한 돈으로 집에서 질 좋고 푸짐한 한 상을 내놓을 수 있다. 예를 들어 고등어 열 조각이 든 팩을 사서 한 조각당 값을 매기면 1,000원 꼴이다. 상추도 1,000원 꼴, 두부 한 모는 1,000~1,500원 여기에 시금치(한 끼 당) 500원을 합하면 6,000원 내외에서 건강을 챙기는 한 끼를 해결할 수 있다. 이는 생선 대신 돼지고기나 닭고기 등으로 대체해도 마찬가지다.

그렇게 배달을 잊고 있다가 어쩔 수 없이 회사나 다른 모임에서 배달 음식을 시킬 때면, 그 맛이 주는 느낌이 생경하기까지 하다. 몇 년 전까지 달고 살았던 그 맛이 마치 세상에서 처음 맛보는 것처럼 낯설게 느껴진다. 과장을 좀 하자면 같은 양을 먹었는데도, 집밥을 먹었을 때 만져지는 뱃살과 배달 음식을 통해 느껴지는 뱃살의 두께부터가 다르다. 채소와 건강식 양념이 사라진 음식이 불러오는 부정적 효과가 무엇인지 제대로 증명해준다고 할까.

《전국노래자랑》의 송해 선생님이 생전 즐겨 타던 이동 수단은 버스(Bus), 지하철(Metro), 걷기(Walking)이다. 이를 줄여 'BMW'라고 했다. 건강 문제가 수면 위로 오르기 전까지는 나의 전유물은 택시였다. 걷기를 알고부터는 (택시보다 걷는 거리가 상대적으로 더 긴) 버스로 눈을 돌렸고 뛰기를 체험하고는 자전거에 관심을 뒀다. 다리 대신 대체 가능한 교통 수단을 눈여겨보다 보니, 택시는 눈앞에서 점점 멀어져갔다. 무엇보다 택시비가 만만치 않았다. 아무리 적은 거리를 간다고 한들, 버스나 자전거처럼 1,000원대는 아니니 말이다.

직장을 가진 30대 초반부터 마사지도 음주 대신 필수 아이템으로 이름을 올렸다. 중국식 마사지로 시작해 태국 마사지로 정착할 때까지 매달 할부 내듯 카드를 긁고 다녔다. 효과는 단 하루뿐이었지만 마사지를 받는 그 순간의 짜릿한 중독에서는 쉽사리 벗어나기가 금연만큼이나 어려웠다. 오죽했으면 독일이나 파리보다 중국이나 태국 쪽으로 취재 가는 걸 속으로 더 열렬히 환호했을까.

마사지에서 겨우 벗어난 계기도 결국 코로나19 기간 혈관 질환을 극복하기 위해 시작한 하나의 운동에서였다. 바로 맨발 산행이었다. 우연히 박동창 맨발걷기시민운동본부 회장의 인터뷰를 보게 되었다. 그는 맨발 산행의 효과를 딱 두 가지로 얘기했다. 지압효과(Reflexology)와 접지효과(Earthing). 지압은 말 그대로 맨발이 산에 놓인 돌멩이나 나무뿌리, 돌 등과 부딪히며 안마하듯 눌러주는 식의 효과를 말한다. 10년 전 일본의 한 온천에서 자갈로 깔아놓은 작은 길을 맨발로 걸으며 시원했던 기억이 느낌표처럼 머릿속을 스쳐 갔다. 게다가 시멘트나 아스팔트가 아닌 흙길이 발과 만나면 몸에 쌓인 활성산소를 제거하는 접지 효과까지도 준다고 했다. 당장 실행하지 않을 이유가 없었다.

자랑인지 모르겠으나, 내 발은 통증을 두려워하는 편이 아니다. 맨발 산행을 처음 해보는데도, 발이 아프거나 붓거나 상처를 동반하지 않았다. 되레 더 세게 눌어주면 좋겠다는 바람으로, 일부러 뾰족한 돌을 찾아다닐 정도였다. 그렇게 한 시간 정도만 했는데도 효과는 당일에 바로 나타났다. 저녁 9시밖에 안 됐는데 졸음이 쏟아졌고, 참다못해 10시에 쓰러져 개운한 아침을 맞았다. 잠자리에 드는 순간, 발 마사지를 받고 싶다는 생각은 조금도 들지 않았다. 마사지가 오히려 고통일 수 있다고 생각해 본 것도 이때가 처음이었다.

택시와 배달 음식, 마사지까지 접고 나니 건강으로 돌아오는 수혜는 한 두 가지가 아니었다. 운동 시간이 늘어나고 건강한 음식을 먹을 기회도 많아졌다. 비용도 크게 줄었고, 줄어든 비용은 죄다 채소니 과일이니 건강한 식재료 구입에 재투자돼 결국 손익분기점을 맞췄다. 여기에 눈 뜨자마자 하품부터 하고 시작하는 것과 다르게 하루를 활기차게 시작할 수 있었다. 점심 먹고 졸리고 저녁 먹고 바로 또 졸리는 식곤증의 감옥에서도 탈출했다.

군침 넘어가는 케이크를 배달해서 먹고 금세 나온 뱃살을 어루만지며 속이 더부룩했던 경험은 100% 호밀빵과 샐러드 식단으로 차린 끼니 앞에서 이제 명함도 내밀기 힘든 추억이 됐다. 그래도 아주 멀리하지는 않는다. 한 달에 몇 번은 나에게 주는 선물처럼, 아니 '이 정도는 극복 가능'의 테스트처럼 일부러 도전하기도 한다. 그리고 자신

있게 이렇게 자문한다. "예전 맛이 아닌데. 내가 이걸 다 먹었다고?"

26

스티브 잡스의 연설문을 외우다

같은 운동을 1년째 반복하다 보면 그것이 익숙함으로 다가와 습관화는 되었지만, 운동 효과가 커지거나 더이상 가슴을 뛰게 하지는 못한다. 아무 생각 없이 정해진 시간에 뉴스나 드라마를 보는 것처럼(안 보면 큰일이라도 나는 것처럼) 어느 정도 의무감으로 하는 것도 사실이다.

기계적인 운동은 한계가 있다. 몸은 어제처럼 움직이지만 정신은 그 반대로 갈 수 있다. 그러다 결국 운동의 방식을 바꿔보기도 하고 양을 줄이거나 늘리기도 하며 급기야 여러 날 멈춰보기도 한다. 운동은 죽는 날까지 '건강한 하루'를 보내기 위해서 해야 하는 최소한의 노력인데. 그 노력이 보람과 행복의 가치로 연결되지 못하는 순간 운동도 소멸의 운명을 맞을 수밖에 없다.

육체는 결국 정신의 통제를 받는다. 어떤 운동을 할 것인가 고민하기 전에, 어떤 마음으로 운동할 것인가가 더 중요하다는 얘기다. 그 마음은 단지 즐겁고 행복하게 웃는 긍정의 소비 방식만을 의미하지는 않는다. '기분'을 넘어 '보람'의 정신적 행위가 수반될 때 운동도 가속 페달을 밟을 수 있다.

정신적 보람을 얻으려면 역시 훈련이 필요하다. 자신이 목표한 육체적 운동량만큼 정신도 그런 숙제와 목표를 세우는 식이다. 하루 목표량인 1만 보를 매일 걸을 때, 오로지 운동에 집중하거나 음악이나 말씀을 듣는 것도 좋지만 어제의 나보다 오늘의 나를 더 돋보이게 하는 보람과 성취의 효과는 일정한 숙제를 끝내는 할당량에 있다. 이를테면 운동하면서 높은 수준의 구구단을 응용해서 풀어보거나 선현들의 명언을 암송하는 사례들이 대표적이다.

내가 선택한 가장 효과적인 정신적 보람은 영어 문장 외우기다. 구구단이나 명언은 어디까지 얼마나 해야 할지

정하기가 애매하다. 게다가 하나의 풀이와 하나의 문장이 끝나면 또 똑같은 패턴을 반복해야 한다는 점 때문에 쉽게 지친다. 그럴 땐 아무 생각 없이 편하게 들었던 음악 청취로 다시 돌아갈 게 뻔하다.

영어 문장 암기에 대한 아이디어는 어느 방송으로 본 할머니 할아버지의 영어 학습에서 시작됐다. 90세 할머니는 아침 식사를 마치자마자 거리로 나섰는데, 그때부터 외국인만 보면 말을 걸었다. 열정이 얼마나 대단한지 음식점이든 거리든 가리지 않고 일단 가서 '나이스 투 밋 유'(Nice to meet you)부터 외쳤다. 그 모습만 보면 이 노장에게 중요한 건 식사도 건강도 아닌 오로지 영어 회화인 듯했다. 또 다른 80세 할아버지는 산골 움막 천장에서 바닥까지 새긴 670개 회화 문장을 줄줄이 외는 재미와 보람으로 하루를 보냈다. 촬영에 나선 PD 앞에서 자랑하듯 쉼 없이 외는 할아버지의 가슴 벅찬 시연(試演)은 "대단"이라는 말밖에 떠오르는 단어가 없을 정도였다.

영어를 배운 적 없는 노인들의 뒤늦은 학습 열정을 우리는 충격과 감동의 영역에서만 보지만, 그들이 보여주는 공부에 대한 목마름을 이해하면 정신적 보람으로 얻는 건강이 육체적 목표량의 그것보다 훨씬 크다는 사실을 알게 된다.

교통사고로 죽을 뻔하다 구사일생한 개그맨 고명환이 요식업으로 방향을 튼 뒤, 인생에 끌려다니지 않고 끌고 다니는 주체로 거듭났다며 매일 신바람 나게 사는 모습을 보여줄 때, 올해(2024년) 90세 의사인 이시형 박사가 "삶의 목표가 뚜렷하면 그걸 이루기 전까지 쉽게 늙거나 아프지 않다"라고 말할 때, 우리는 모두 고개를 끄덕일 수밖에 없다. 아직 하고 싶은 일로 가슴이 뛸 때 건강은 유지되는 법이다.

100세 이상 인구가 밀집한 장수마을인 '블루존'을 오랫동안 취재해온 이가 넷플릭스 다큐멘터리를 통해 들려준 '장수인들의 공통점'은 "아침에 눈을 뜨는, 아니 떠야 하는 이유"가 확실히 존재한다는 것이다. 그것은 어제 다하지 못한 소일거리의 단순한 연장선일 수도 있고, 좀 더 계획적인 목표지향의 숙제일 수도 있다.

영어 문장 외우기는 그런 면에서 거창하진 않지만 접근하기 쉽고 성취와 보람 측면에서 가성비가 뛰어나다. 수학 풀기와 명언 암송이 단선적이고 독립적이라면, 영어 문장 외우기는 포물선처럼 유동적이고 유기적이다. 게다가 그루브(groove, 리듬감)도 넘친다. 일반적인 회화나 숙어에 비해 문장 암기는 ❶ 스토리가 있다는 점에서 끊기지 않고 ❷ 회화, 문법, 숙어를 동시에 숙지할 수 있으며 ❸ '읽기'가 선행되므로 발음 교정에도 손쉽다는 장점이 있다.

개인적으로 가장 효율적인 문장은 중3 영어 교과서라고 생각한다. 보편적인 단어가 가장 많고, 문장 난이도도 적당하다. 학창 시절에 가장 많이 들었던 말 중 하나도 "중3 영어 교과서를 통째로 외우면 회화에 아무런 문제가 없다"는 말이다. 그러다 우연히 스티브 잡스의 스탠퍼드 대학교 연설문을 접했다. 문장 구성도 중3 수준에서 크게 벗어나지 않은 데다, 정갈한 연설문답게 문장이 정제된 것이 좋았다. 무엇보다 3단계 스토리가 인상적이었다(스티브 잡스의 연설문은 첫 번째 점의 연결Connecting the dots, 두 번째 사랑과 상실Love and Loss, 세 번째 죽음Death으로 연결되어 있다).

외우고 싶은 본능을 일으킨다고 해야 할까. 그렇게 무작정 암기를 시작했다. 큰 욕심을 내지는 않았다. 하루 두 단락씩, 문장으로 치면 6~8문장 정도 되는 분량을 '마치 내 인생을 고백하듯' 암송했다.

머리가 그리 좋지 않은 나로서는 외우는 데 나름의 방식이 필요했다. 한 문장 외우고 다음 문장이 바로 나오려면 그 이야기의 전개상 이어져야 하는 필수 구성과 배경을 먼저 숙지해야 했다. 그런 강약 조절의 리듬감으로 하루 두 단락을 초과해서 외우지 않는다는 원칙 아래, 오늘 두 단락 외우고 내일 또 두 단락 외우고, 매일 문장을 쌓아가면서 그날 암송의 시작은 반드시 맨 앞 첫 문장에서부터 출발하는 습관을 잊지 않았다. 시간이 갈수록 암송해야 할 분량이 점점 늘면서 걸음 수도 자연스레 늘었다. 처음엔 3천 보도 길었는데, 지금은 1만 보도 짧다.

무엇이든 시작이 어렵다. 첫 문장을 외우고 어느 정도 두세 단락까지 마치면 그다음 스토리가 궁금해서 외우지 않을 도리가 없다. 그러다 가끔 명문장을 만나면 눈과 입에서 달아날까 여러 번 큰소리 내고 머릿속에 가둬두려 안간힘을 쓴다. 문장을 외우려면 머리를 써야 한다. "어제 외웠던 그 부분이 뭐더라?"하고 몇 번 고뇌한 뒤 도저히 모르겠으면 다시 한번 핸드폰을 보며 "맞아!"하고 잊지 않으려 한다. 그리고 문장 암송에 정신을 집중하면 육체적 운동이 하나도 힘들지 않는 마법도 경험한다.

달리기를 제외하고 걷거나 자전거를 타는 한 달 동안 외운 분량은 세 번째 이야기가 시작되기 전까지 모두 22분 40여 초였다. 전체 28분 20초의 80%에 해당한다. 문장으로는 거의 100개 정도지만, 한 문장이 대부분 길어 숨을 끊고 시작하는 문장까지 합치면 갑절에 가까운 수다.

문장을 그럴싸하게 외우고 나면, 이 나이에도 영어를 잘할 수 있다는 은근한 자신감마저 생긴다. "이러다 해외여행에서도 실력 발휘하는 건 아닐까"같은 환상에 젖기도 한다. 특히 치매 예방과 치료를 위한 예행연습에도 더할 나위 없이 좋다. 여러 의사와 전문가들의 말을 종합하면 지금까지 나온 치매 치료 중 걷기를 능가하는 운동이 없고, 걸을 때 암산하거나 암송을 하면 두 배 이상의 효과를 본다는 결과물들도 적지 않다. 스티브 잡스의 문장을 자꾸 외우다 보니, 건강도 건강이지만 그의 삶의 궤적이 주는 의미와 철학이 또 한 번 폐부를 찌른다.

잡스의 연설문을 모두 외운 2024년 1월 현재, 이제는 앤 해서웨이의 2017년 UN 연설문에 도전하고 있다. 막 5부 능선을 넘어서는 중이다. 잡스의 연설문부터 해서웨이의 (외운) 연설문까지 2회 암송하면 어느새 1만보가 찍혀있다. 이런 자극들이 결국 육체와 정신의 건강을 보장해 주는 것은 아닐까.

27

'음식' 조절 vs 격한 '운동'

살이 찐다는 것은 어떤 의미에서든 좋지 않다. 외관상으로도 그렇지만, 건강에 대한 각종 적신호는 비만에서부터 시작되기 때문이다. 몸무게가 늘면, 우선 당뇨가 예민하게 반응한다. 30, 40대까지는 조금 쪄도 그럭저럭 버틸 만했지만, 40대 후반부터는 호락호락하지가 않다. 당뇨와 함께 빨간불이 켜지는 또 다른 것은 혈관이다. 고혈압, 고지혈증, 부정맥 등의 문제들이 수학 계산처럼 정확하게 나타난다.

엄격하게 먹고 규칙적으로 운동한 자는 그만큼 보상받고, 그렇지 않은 이는 반드시 대가를 치른다. 만약 당뇨도 있고 혈관도 문제가 있어 이를 대체로 원만하게(?) 해결하려면 살을 빼서 적정 체중을 유지하는 일이 무엇보다 우선이다.

앞서도 얘기했듯, 코로나19 기간 금연으로 불어난 몸무게와 당뇨 등 예상치 못한 성인병의 굴레에 갇혔을 때 수고한 주인공들은 당연히 식단과 운동이었다. 마음이 급한 나머지 기존의 식단 패턴과 운동 방식을 180도 바꾸면서 몸을 최대한 구석으로 몰아 압박한 게 주효했다. 끼니마다 채소를 넣되 밥은 반 공기로 줄이고 매일 최소 3km씩 뛰는 걸 운동의 기본 원칙으로 삼으니 몸도 "이 친구가 이렇게 부지런했나?"하며 옆구리 살과 지방을 순순히 덜어내 줬다.

잠시 기억을 환기하는 차원에서 식단과 운동에 대해서 다시 한번 체크해보자. 식사는 밥 반 공기, 드레싱 없는 채소 위주의 샐러드 섭취를 최소 1일 1회, 저녁 식사는 늦어도 오후 7시 전까지는 마쳐야 한다. 운동은 식사 후 무조건 움직이는 것이 중요하고, 매일 근력 운동으로 팔굽혀펴기 100회, 스쿼트 100회, 턱걸이 20회를 한다. 그리고 3km씩 매일 뛰거나 일주일 합산 20km를 채운다.

그렇게 한 1년을 손쉽게 넘겼는데, 2년쯤 지나니 먹는 것도 걷는(뛰는) 것도 게을러지거나 싫증이 나기 시작했다. 좀 더 정확하게 표현하면 운동은 그나마 (하기 싫어도) 반사적으로 루틴대로 움직이고 있는데, 음식은 그렇지가 않았다. 혼자 먹을 땐 엄격하게 지키다가도 지인과의 식사나 외부 공식 자리에서는 음식량의 자제나 조절이 쉽지 않았다. 게다가 음식은 운동보다 좀 더 그럴듯한 이유와 변명으로 무너지기 쉬운 분야다. 계속하던 운동은 하루만 안 하면 다음 날 아침 거울 앞에 선 자신의 몰골에 아연실색하며 긴장감을 부여받지만, 음식으로 불어난 몸무게 앞에서는 (처음에는 엄청나게 자극을 받지만 나중에는) "내일 더 열심히 뛰어야겠다"라는 이상한 합리화로 대충 넘어간다.

모든 문제는 이 '합리화'에서 출발한다. 처음 몸무게가 늘었을 때 시작한 식단과 운동은 첫 경험이라 그 강도가 아주 세게 다가와 바로 효과가 나타났지만, 몸이 어느 정도 익숙해지면 이제 그런 강도는 씨알도 안 먹힌다. 내 몸도 스스로 합리화한다.

몸무게를 8kg 줄여 64kg으로 유지되던 몸이 간간히 66kg에 올라서더니 이제 67kg이나 가끔 68kg을 찍는 일이 생기기 시작했다. 마치 건강을 다 찾은 마냥, 케이크를 아무 생각 없이 집어먹고, 고기나 회를 저녁으로 먹을 땐 나도 모르게 소주 한잔, 맥주 두 컵 정도를 자연스럽게 반주로 곁들인 대가였다. 술 한 잔만 걸치고 난 다음 날 몸무게는 어김없이 1kg~1.5kg이 늘어나 있었고, 케이크나 짜장면을 먹고 난 뒤엔 최소 500g이 서비스 마냥 함께 따라나왔다.

몸무게가 조금씩 상승 곡선을 그리던 초기에는 '운동'이라는 만능키로 문제를 해결하려고 했다. 먹은 만큼 하는 운동의 효율성을 믿었다. 실제 그렇게 한 운동의 효과는 초창기에 제법 컸다. 원 없이 먹고 다음 날 10km 뛰면 아무 일도 없었던 것처럼 원상 복귀가 돼 있었다. 하지만 듣기 좋은 꽃노래도 한두 번, 어느 순간부터는 운동의 효과도 막바지에 이르렀다. 10km를 뛴 후 스마트 워치를 보면 언제나 770칼로리가 소모됐다고 나오지만, 정작 몸무게를 재면 200g이 줄었을 뿐이었다. 1년 전, 아니 불과 몇 달 전과 확연히 달라진 수치였다.

믿을 건 이제 음식이었다. 모른 척, 밥 한 공기를 슬쩍 해치우던 '도둑 식사'는 '도덕 식사'로 바뀌어 반 공기로 다시 돌아왔고 저녁 6시 이후 가끔 하던 군것질에서도 완전히 손을 뗐다. 이런 죄(?)를 짓고 다음 날 운동으로 벌(?)을 받겠다는 안일한 습관의 유효 기간도 끝난 셈이었다.

그렇게 다시금 음식 조절에 공을 들였더니, 몸무게는 '정상'으로 돌아오고 있었다. 운동을 매일 똑같이 해도 음식에서 조절이 안 되면 몸무게는 통제되지 않는다. 운동을 하나도 하지 않고 음식만 조절해도 몸무게는 준다. '먹은 만큼 운동으로 뺀다'는 다짐은 초창기엔 그럴듯한 해답이지만, 시간이 갈수록(운동에 길든 이후엔) 낯선 명제로 존재할 뿐이다.

물론 '벌크업'하는 근육량 증가는 예외다. 근육량은 결국 잉여 칼로리로 만들어야 하기 때문에 당연히 (음식)양이 많아질 필요가 있다. 근육 1kg을 키우기 위해선 7,700cal가 필요한 것처럼 말이다. 그러나 잉여 칼로리는 지방으로 남기려는 특성이 있기 때문에 근육을 만들려면 '근육을 만들 이유'를 몸에 줘야 근 성장을 도울 수 있다. 바로 운동(근력)이 필요한 이유다. 그런데 여기에 문제가 있다.

한 연구에 따르면 운동을 시작한 지 2년 미만인 초급자는 한 달에 만들 수 있는 순수 근육의 양은 0.9kg이고, 운동 시작한 지 2년 이상인 중급자는 한 달에 0.45kg, 3~4년 이상의 고급자는 한 달에 0.22kg 정도다. 즉, 운동에 익숙해지면 근육량을 늘리는 데도 한계가 있다는 뜻이다. 다시 말하면 처음 운동할 때는 근육이 확 늘어나는 '성장'을 경험하지만, 그렇게 매일 똑같은 무게와 방식, 반복으로 일관하면 근 성장은 더 이상 일어나지 않는다. 남는 건 결국 지방으로 꾸려진 '살크업' 뿐이다. 이때 우리는 다시 '음식'을 고민할 수밖에 없다.

운동은 더 많이, 더 강하게, 더 힘들게 해야 몸의 성장과 건강을 담보할 수 있다. 그래서 운동을 처음 하는 사람이 가장 큰 효과를 보기 마련이다. 하지만 성인병과 관련된 건강 얘기로 다시 돌아가면, 결국 '몸무게 유지'가 관건이라는 점에서 '격렬한 운동'보다 '음식 조절'이 훨씬 더 중요하다는 사실을 알 수 있다. 나이가 들어 근력의 중요성을 인식하고 근력을 특별히 키워야 하는 경우를 제외하곤, 똑같은 음식을 먹고 강도 높은 운동을 하기보다는 똑같은 운동을 하고 음식을 조절하는 편이 더 나을 수 있다는 얘기다.

체중감량을 위해 음식을 아주 적게 먹거나 골라 먹거나 굶으면 요요 현상을 쉽게 경험할 수 있다. 그래서 자신에게 맞는 '식단 조절'을 계속 유지할 수 있느냐를 우선으로 생각해야 한다. 나는 위에서 언급한 대로 식단에서 몇 번의 실패를 맛본 뒤, 운동만으로는 아무리 애를 써도 쉽게 원래의 몸무게로 돌아가기가 어려웠다. 조금만 먹어도 쉽게 살이 찌는 '나잇살 효과'도 한몫했다.

운동은 물론 계속돼야 한다. 하지만 규칙적인 운동이 일상이 되면 몸은 운동을 '호의'로 여기지 않고 '권리'로 여긴다. 운동이 체중감량에 크게 도움이 안 되는 걸 가리켜, '유 캔트 아웃트레인 어 배드 다이어트'(You can't out-train a bad diet)라고 한다. 무엇을 해도 나쁜 식습관을 이길 수 없다는 뜻이다. 아무리 운동을 열심히 해도, 자신이 먹었던 고열량의 '나쁜 음식' 앞에서는 힘을 쓸 수 없다는 얘기다. 그러니, 튀김에 떡볶이, 순대, 치킨, 햄버거 등을 먹고 내일 열심히 뛰자는 말은 한두 번은 먹혀도 어느 시점에선 무용지물이 된다.

운동은 열심히 할수록 허기를 유발한다. 운동하지 않았을 때보다 식욕 촉진 호르몬인 그렐린(Ghrelin)에 영향을 받아 자신도 모르게 식욕이 폭발한다. "내가 운동을 했으니 이 정도는 먹어도 되겠지"하고 시작한 식탐은 어느새 후회를 남기는 수준의 식탐으로 번지기 십상이다.

　지난 여름휴가 때 잠시 폭식을 하고 군것질을 곁들였더니, 그 이전 몸무게로 돌아가는 게 처음 몸무게를 뺄 때보다 여간 어려운 게 아니었다. 운동의 강도를 높여도 매한가지였다. 물론 식단만으로 모든 걸 해결할 수 있다는 발상도 어불성설이지만, 적어도 혈관과 대사 그리고 호르몬 문제에 관한 직접적 열쇠는 식단에 달려있다고 해도 과언이 아니다.

　주변엔 식단보다 운동을 더 중요하게 여기는 이들도 있다. 식단과 운동은 어쩌면 사람마다 해법이 다른, 승자 없는 줄다리기일지 모른다. 그럼에도 비만에서 탈출하고 성인병에서 벗어나려면, 식단만큼 빠르고 효과적인 약이 없다는 걸 많은 이들이 경험하고 증명하고 있다.

28

식단 조절과 운동을
'부스터'하는 묘약

매일 반복적으로 무심코 먹던 아침, 일어나자마자 억지로 하던 팔굽혀펴기와 스쿼트. 하고 나면 기분이 좋지만 그 과정은 절대 만만치 않다. 음식도 먹을 때는 즐겁지만 (준비) 과정이 녹록지 않고, 운동도 결과는 뿌듯하지만 목표에 다다를 때까지 견뎌야 할 고통이 적지 않다. 몸무게를 뺀다는 목표 아래에서 이 모든 과정은 유쾌한 고통으로 받아들일 수 있다. 하지만 어느 정도 목표를 이룬 뒤에는 고통 앞의 '유쾌한'은 사라질 수밖에 없는 수식일 뿐이다.

같은 고통과 노동이라도 다시 즐겁게 할 방법은 없을

까. 극한의 고통과 무료함을 없애줄 최고의, 그러나 가장 평범한 비법은 역시 음악이다. '재미'라는 요소를 엮는 방법 중 음악만큼 가장 흔하면서 쉬운 콘텐츠를 찾기는 어렵다.

음악을 아주 싫어하지 않는 이상, 음악이 우리에게 주는 효능은 다양하다. 우선 경직된 마음과 정신을 풀어주는 특효약이다. 외롭고 쓸쓸한 감정의 길에 동행하는 건 물론이고 환자의 치유에도 사용된다. 식물도 클래식 음악을 들으면 성장에 도움을 받는 것으로 알려졌다.

음악의 효능이 기대 이상으로 많아지면서 여러 놀랄만한 실험 결과들도 속속 소개되었다. 클래식 음악이 마약 상인을 쫓아내는가 하면, 모차르트 음악이 10대 청소년의 배회를 막을 수 있다는 이야기도 있다. 우는 갓난아기에게 아주 시끄럽고 빠른 헤비메탈 음악을 틀어주면 그 자리에서 바로 울음을 그치는 일은 이제 상식이다(시끄러운 '소음(?) 같은 음악'이 태아 때 엄마 뱃속에서 듣던 진동이나 소리와 비슷하게 들린다고 함). 또 하드록은 쥐들을 사라지게 한다는 실험 결과도 있다.

미군이 파나마 독재자 노리에가 장군을 은둔처로부터

끌어내기 위해 헤비메탈을 틀어댄 일화는 유명하다. 미국의 한 초등학교가 말썽 피우는 학생에게 폴 앵카나 프랭크 시나트라 음악을 30분간 듣게 하고 귀가시켰더니 효과가 있었다는 보고도 있다. 물론, 모든 결과가 영원한 효과를 보장해주지는 않는다. 일시적일 수도 있고 특정 조건에서만 작동할 수도 있다. 그럼에도 음악이 지닌 변화의 힘은 놀랍고 흥미롭다.

지난 2009년 스웨덴 스톡홀름 오덴플랜 역에서는 재미있는 실험 하나가 진행되었다. 지하철 이용객이 계단 대신 에스컬레이터만 이용하자, 계단을 흰 건반과 검은 건반으로 구분해 마치 피아노처럼 꾸며 사람들의 관심을 유도한 것이다. 처음에는 피아노 건반을 흉내 낸 계단에는 큰 관심을 보이지 않았지만, 실제 건반(계단)에서 소리가 나도록 장치를 해두자 계단을 오르면서 달라지는 음의 고저에 흥미를 느끼며 계단 이용을 더 많이 했다. '도'를 눌렀다가, 다시 '미'를 밟고, 검은색 건반 소리가 궁금해 '솔#'을 밟으며 오르락내리락했다. 결과적으로 계단 이용률은 0%에서 66%나 증가했다. 사람들은 음악이라는 '재미' 요소 덕분에 본의 아니게 '운동'까지 병행하게 된 셈이었다.

피아노 계단처럼 운동을 강요하지 않고 자연스럽게 할 수 있도록 유도하는 '넛지 효과'(Nudge Effect, 팔꿈치로 슬쩍 찌른다는 단어의 의미처럼 강요하지 않고 부드러운 개입을 통해 사람들의 더 좋은 선택을 유도하는 방법)는 우리 주변에 넘쳐난다. 네덜란드 암스테르담의 남성 화장실 소변기에 그려진 파리 모양 때문에 소변이 밖으로 튀는 것이 80% 방지된 것도 그런 효과의 일환이다.

나는 운동과 식단이 의미를 잃고 허우적거릴 때, 음악이라는 넛지 효과를 이용해보기로 했다. 처음 음악을 틀었을 땐, 듣는 것만으로도 '의미'가 생성됐다. 옆에서 누군가가 말을 걸어주는 듯한 효과로 즐겁게 먹고 운동했다. 하지만 시간이 갈수록 아무 음악에 맞춰 먹고 운동하려니 리듬도 호흡도, 심지어 분위기도 안 맞아 '나만의 스타일'을 찾아야 했다. 먹을 때 맞는 음악, 근육 운동을 할 때 들어야 하는 음악같이 정확한 큐레이션(Curation)이 필요했다.

아침을 준비하고 음식을 먹을 때까지의 식단용 음악은 너무 슬프거나 강렬한 곡보다는 미디엄 템포 곡이 무난했다. 리듬이 적당해도 음의 고저가 들쑥날쑥하면 그 역시 문제였다. 감동의 고음은 되레 그것에 집중하느라 본말이

전도되는 느낌이 있었다.

반면 운동할 때는 적당한 템포나 느린 곡은 효율을 떨어뜨리는 경향이 있었다. 힘든 나의 육체를 견인할 강렬한 리듬이 필요한데, 늘어지거나 처진 템포를 듣다 보면 남아 있는 힘도 날아갈 판이었다. 헬스장에서 빠른 댄스 음악만 틀어대는 이유를 비로소 실감한 순간이랄까. 특히 달리기를 할 때 느린 발라드나 미디엄 템포 곡, 16비트 이상의 댄스곡이나 라틴음악들을 비교해 봤더니, 확연한 효과 차이가 있었다. 느린 발라드에선 10km에 1시간 20분쯤 걸렸고, 미디엄템포 곡에선 1시간 10분쯤, 빠른 리듬 곡에선 1시간에서 58분까지도 찍을 수 있었다. 빠른 리듬에서는 심지어 더 달릴 수도 있을 것 같았다.

어쨌든 아침 기상 후 이런저런 핑계를 대며 약간 게을러진 식단 작업과 운동을 기분 좋게 의욕적으로 시작하게 하는 음악 선곡 작업은 없어서는 안 될 중요한 '넛지 포인트'가 되었다.

지금부터는 매일 아침 나의 건강에 동참하게 된 '재미와 감동의 음악'들을 소개하려고 한다. 먹을 땐 목 넘김이 편안하고, 운동할 땐 호흡이 부드러워지는 그런 음악들이다.

식단에 어울리는 '있는 듯 없는 듯' 포근한 음악

❶ Racoon Racoon의 <Dawn chorus>

도입부터 영화의 한 장면을 보는 듯한 풍경을 맛볼 수 있다. 제목처럼 남녀 듀오의 하모니가 일품이다. 리듬이 일정하고 과도한 악기 사용도 없으며 가창도 따뜻하고 예쁘다. 듣기만 해도 행복해지는 그런 기운이 넘친다. 봄날 햇살처럼 때론 보드라운 담요처럼 다가온다. 딱딱한 파프리카가 입에서 솜사탕처럼 부드럽게 녹는 경험을 할 수 있다.

❷ Bruno Major의 <Easily>

약간 나른한 듯 졸린 듯한 음성으로 첫 음을 떼는 시작이 인상적이다. 그런 첫 음이 앞으로 전개될 이 음악의 전체 분위기를 함축한다. 아주 느린 4비트 박자의 리듬앤블루스(R&B) 풍의 세련된 선율은 어느 퇴근길 노을 배경으로 달리는 차 안에서도 듣기 좋은 음악이다. 물론 아침 식사 시간에도 무리 없는 선곡이다. 가사는 연인의 관계 정립을 위한 뭉클하고 아련한 메시지들이 넘쳐 '해석'에 기대면 밥맛을 잃을지도 모른다. 따라서 언어에 집중하지 않고 들리는 음과 리듬에만 집중하면 된다.

❸ Sylvain luc & Bireli lagrene의 <La ballade irlandaise>

원곡은 프랑스의 배우이자 가수로 활동한 앙드레 부르빌이 부른 샹송이다. 평범한 샹송을 집시 기타의 전설 장고 라인하르트의 후예들이 연주곡으로 재해석한 작품이다. 실바인 뤽이 주로 리듬 반주를 맡고 비렐리 라그린이 멜로디 라인을 담당하는데, 두 사람의 콤비는 앞으로 이런 재즈 뮤지션이 더 탄생할 수 있을까를 고민할 만큼 최고 수준의 연주를 보여준다. 비록 두 명의 연주자지만 오케스트라 같은 화음을 생성하고, 아무리 빨리 치고 느리게 쳐도 음들이 전하는 메시지나 감성이 무엇인지 정확하게 전달한다. 고난도의 연주력을 아무리 칭찬해도 부족함이 없지만, 무엇보다 식사 준비 과정과 식사할 때 '나의 모든 (식사) 과정'을 품위 있고 고급스럽고, 세련되게 포장해준다. 6분 42초나 되는 길고 긴 여정에 단 1초도 허투루 낭비하거나 오버하거나 불필요한 연주 마디로 할애하지 않는다. 우아한 식사를 원한다면 놓치지 말아야 할 명곡이다.

❹ Paul Mauriat의 <Divertimento> <Toccata> <Minuetto>

폴 모리아 악단의 음악들은 중장년층에겐 익숙하고 MZ세대에겐 낯선 경음악이다. MZ세대가 이런 음악을 듣는다면, 십중팔구 "재미없다"거나 "아무 특징이 없다"는 말을 내뱉을지도 모른다 (나도 스무살 무렵 그랬다). 게다가 기존 유명 곡을 경음악으로 재해석하는 경우가 많아 굳이 따로 챙겨 들을 이유가 있나 하는 의구심이 들기도 한다. 하지만 좀 더 자세히 들여다보면, 기존 곡보다 훨씬 '감동적인' 색채와 감성으로 수많은 팬을 사로잡은 곡들이 한두 개가 아니다. 대표적인 곡이 <Love is Blue>이다. 1967년 유로비전 송 콘테스트에서 4위에 그친 이 노래를 폴 모리아 악단이 재해석해 연주곡 사상 최초로 빌보드 차트 1위에 올려놓는 마술을 부린 곡이다. 이들의 수많은 곡 중 특히 애청하고 권고하는 곡들이 <Divertimento> <Toccata> <Minuetto> 등이다. 연주곡이라는 정의에 가장 부합하면서도 각 악기의 배합과 균형미가 돋보이며 조금씩 긴장감 넘치는 클래식 선율의 미학이 과거 자신의 어떤 순간과 만나게 해주는 연결 고리 역할을 한다. 그래서 아침 식사뿐만 아니라 어떤 식사에도, 또 어떤 순간에도 필요한, 점점 나이 들어서 없어서는 안 되는 필수품 같은 존재로 부각하는 듯하다. 세월은 확실히 음악의 취향을 바꾸게 하는 힘이 있다. 한때 외면했던 음악이 다시 내 인생 깊숙이 들어왔다.

❺ Sarah Kang의 <Summer Is for Falling in Love>

인터넷에 '핫'한 뮤지션으로 떠오른 사라 강의 인기곡이다. 여름은 사랑에 빠지기 좋은 계절일지도 모른다는 걸 잔잔하게 읊조리는 노래와 전형적인 '2-5-1' 재즈 코드의 단순한 조합으로 증명한다. 살랑거리는 바람 앞에서, 가볍게 내리는 봄비 앞에서, 파도 소리 제법 들리는 바닷가 앞에서 들으면 그만이지만, 졸린 눈 비비고 아침 식사 앞에 앉아 가볍게 나를 깨우는 음악으로도 손색이 없다. 재즈 코드를 이용한 덕분에 단순한 멜로디가 세련되고 설레는 음으로 '격상'하고 제법 탄탄한 드럼의 리듬이 통통 튀는 에너지를 선사한다.

운동에 최적화한 '형형색색 강렬히' 터지는 음악

❶ La pequena compania의 <Chachachas>

스웨덴의 아바처럼, 여성 2명과 남성 2명으로 구성된 혼성그룹의 메들리다. 차차차, 볼레로 같은 남미 음악의 '화끈한' 장르들을 댄서블하게 해석하고 엮는데 탁월한 재능을 보인다. 제목처럼 '차차차' 장르를 중심으로 1분 안팎의 곡 14곡이 숨 가쁘게 이어진다. 듣다 보면, 첫 곡부터 '나는 뛰고 있지만' 뛰면서도 춤추고 싶은 미친 욕구를 경험할 수 있다. 여러 번 들으면 따라 부를 수 있을 만큼 쉽고 반복된 스페인어에 중복될지도 모른다. 이 짧은 곡 중 어느 곡도 그냥 패스하지 못할 만큼 리듬은 강렬하고 멜로디는 술술 넘어간다. 노래가 너무 매력적이어서 뛰는 걸 잊어버리고 노래에 집중하는 바람에 되레 더 잘 뛰는 '의외의 효과'가 나타난다.

❷ Don Omar의 'Danza Kuduro'(Feat. Lucenzo)

흥겨운 노래하면 푸에르토리코 뮤지션들의 노래를 빼놓을 수 없다. 루이스 폰시의 곡 <Despacito>에 이어 이 곡 역시 댄서블한 리듬을 앞세운다. 다만 데스파시토보다 더 쪼개진 리듬으로 훨씬 더 역동적이고 흥겹다. 달리기의 지친 구간을 부스터 해줄 강력한 음악으로 손꼽아도 무방하다. 푸에르토리코 라틴 음악의 특징은 들썩거리기 위해(춤을 위해) 만든 의도적인 곡이라는 점과 쉬운 패턴의 코드와 반복적인 리듬이 지치지 않고 이어진다는 점에 있는데, 가쁜 호흡에 그만이다.

❸ NEIKED, Mae Muller, Polo G의 <Better Days>

프로듀서(NEIKED), 보컬(Mae Muller), 래퍼(Polo G)가 뭉쳐 부른 레트로 팝. 분위기는 1970, 80년대 디스코나 신스팝으로 '옛 느낌'이 물씬 풍기지만, 직선적이고 정직하고 순진한 분위기를 베어 물어 신구 세대가 함께 들어도 거부하기 힘든 매력을 발산한다. '새로운 사랑과 함께하는 더 좋은 날'을 위해 달리기의 첫발을 내디딜 때 듣기 좋은 음악이다.

❹ Gloria Tells의 <In Denial>

이 노래의 매력은 보컬과 함께 따라 부르는 '맛'에 있다. 날카로운 비음이 섞인 여성 보컬의 소리가 일단 엄청나게 매력적이다. 그 소리를 따라 후렴구에 다다르면, 같이 합창하고 싶은 욕구를 억누를 수가 없다. 후렴구에 나오는 몇 개 단어만 외우면 자신도 모르게 노래방 모드로 변신할 게 뻔하다. "I'm in denial/I'm undercover/My heart is breaking/So I'm faking every smile/~" 그만큼 후렴이 하나의 스토리 구성으로 이뤄진 듯해 통째로 흥얼거리게 된다. 달릴 때는 속으로만 따라부르자.

❺ ABBA의 <As good as new>

아바 댄스 음악의 가장 신비로운 점은 그 녹음이 반세기가 지난 지금 들어도 전혀 어색하지 않다는 것이다. 1970년대 음악이 이렇게 세련되고 멋있고 시대에 뒤처지지 않았다는 사실 자체가 미스터리다. 우리에게 잘 알려진 히트곡 대부분도 그렇지만, 이 곡 역시 2023년 신곡이라고 해도 믿을 정도로 훌륭하다. 제목처럼 '거의 새것'이다. 국내에선 비교적 덜 알려진 곡이지만, 음반《Voulez-Vous》의 첫 곡으로 디스코의 '진한 맛'이 고스란히 전해진다. 클래식으로 시작하다가 갑자기 베이스의 슬랩(slap)으로 전환되는 리듬이 일품이다. 보컬도 키보드도 베이스도 드럼도 모두 음압(音壓)이 높아 뇌와 심장을 강렬하게 들었다 놨다 한다.

29

때로는 '과학'보다 '예술'로서의 의학

낙상(落傷)은 노인의 문제라고만 생각했는데, 얼마 전 나에게도 찾아왔다. 낙상을 경험하니 남의 일처럼 여겼던 노인 문제를 좀 더 직접적으로, 깊이 있게 생각하게 되었다.

낙상 같은 노년층에서 자주 겪을 법한 병(?)을 경험하면서 똑같은 병이라도 젊었을 때처럼 다룰 수 없다는 인식도 생겼다. 예를 들어 고혈압이나 당뇨는 중년까지 모두 치료하고 관리해야 할 질병이지만, 노인이 되면 이 문제는 말처럼 그리 쉽지 않다. 약을 복용할 때는 부작용을 고려해야 하고, 다중 약제를 복용하면서는 새롭게 생길 수 있는 문제를 깊이 들여다봐야 한다.

나의 낙상은 출근 전 목욕하다 일어났다. 아침 달리기 이후 샤워를 끝내는 찰나에 넘어졌다. 어떻게 넘어졌는지 알아차릴 새도 없을 정도로 순식간에 바닥에 고꾸라졌다. 기억나는 거라곤 오른쪽 뺨을 중심으로 광대뼈가 그대로 바닥에 찍혔다는 것뿐. 나는 한동안 바닥에 그대로 뻗어 일어나지 못했다. 샤워기 물줄기가 내 뺨과 머리를 계속 적셨고 머릿속으로는 "일어나야 한다"라고 외쳤지만, 몸은 말을 듣지 않았다.

그렇게 겨우 몸을 가누고 일어나면서도 혼잣말로 최선의 정보들을 기억해내려고 애를 썼다. 며칠 전 마지막 문장까지 외운 스티브 잡스의 연설문을 암송했고, 오늘 할 일이 무엇인지 되뇌었다. 거기까지 이르자 다행히 머리는 다치지 않은 것 같다는 결론을 내릴 수 있었다. 하지만 통증은 시간이 갈수록 심했다.

다행스럽게도 거울 속에 비친 내 얼굴은 약간의 부기 외에는 외형이 크게 뒤틀려 보이지는 않았다. 그래도 병원에 들러 엑스레이와 CT를 모두 찍었다. 사진을 본 신경과 의사는 이렇게 말했다. "사진 보이시죠? 광대뼈에 한 개,

여기 눈 밑에 한 개 골절이 보이네요. 성형외과로 가서 수술 논의를 해야겠네요.""예? 수술이요?" 곧장 대형병원으로 다시 가서 검진을 받았다. 대형 병원의 A의사가 좀 더 자세하게 설명해줬다. "여기저기 해서 모두 네 개가 골절됐고요. 제 생각엔 정복술을 통해 깔끔하게 수술하는 편이 나을 것 같은데요."

얼굴 골절은 (수술을 하려면) 늦어도 2주 안에 해야 한다. 안 그러면 뼈가 붙어 수술 시기를 놓친다. 하지만 A의사는 하필 봉사활동으로 수술을 자신이 맡을 수 없다며 B의사와 다시 상의해보는 걸 추천했다. 다음날 B의사를 다시 만났다. 그는 어제 의사보다 선배인 듯 더 노련함과 숙련됨이 느껴졌다. 그러고는 대수롭지 않게 이렇게 말했다.

"넘어질 때 한쪽으로 일자로 부딪혀 결과적으로 '예쁘게' 부러졌어요. 뇌는 다행히 안 다쳤고 부러진 것도 2주간 잘 보존하고 관리하면 수술했을 때하고 그리 큰 차이는 없을 거예요. 불안하면 수술이 더 도움이 될 수도 있고요."

듣던 중 반가운 소리였다. 전신마취에 대한 불안감이 큰 데다, 수술 후 한 달간 병원에 있어야 하는 문제 등 수술만큼은 피하고 싶었는데, 안 해도 된다고 하니 얼마나 다행스러운 일인가. 하지만 마냥 B의사의 말만 쫓을 수는 없었다.

안면골절 문제로 전문가 및 수술 당사자들의 말을 대체로 종합하면 '수술이 가장 확실한 답'이었다. 그 사이 뇌에 어떤 문제(뇌졸중 등)가 추가적으로 발생할지 모르고 잠잘 때 뒤척이다가 뼈가 틀어지게 붙을 수도 있었다. 나는 딜레마에 빠졌다. 그러다 루시 폴록이라는 노인의학과 교수의 『오십부터 시작하는 나이 공부』라는 책을 보고는 해법을 얻을 수 있었다. 이 책에는 찰스 할아버지와 에밀리 할머니가 등장한다.

찰스 할아버지는 뇌졸중 확률을 계산해주는 시스템인 '채즈배스크'(CHA2 DS2-VASc)에서 당뇨병, 고혈압 등 과거 병력 질문에 "아니오"라고 답했다. 결과 점수는 4점이 나왔고, 실제 뇌졸중에 걸릴 확률은 높다고 했다. 하지만 찰스 할아버지는 이렇게 받아들였다. "그러니까 나는 4점이고 이는 매년 뇌졸중이 발생할 확률이 4%라고 하더군. 나는 이걸 높다고 생각하지 않소. 올해 뇌졸중이 생기지 않을 확률이 96%나 된다는 소리니까."

에밀리 할머니 역시 찰스 할아버지와 점수가 같았다.

하지만 에밀리 할머니는 4점을 두고 이렇게 말했다. "우리 어머니가 뇌졸중을 앓았어요. 끔찍했지. 차라리 죽는 것이 나았을 테지만, 어머니는 살았고 아주 힘든 시간을 보냈어요."

어떤 사람한테는 '높은 숫자'가 다른 사람한테는 '안 높은 숫자'일 수 있다. 찰스 할아버지는 혈액 희석제를 먹으면 뇌졸중 위험은 낮출 수 있지만 피를 혐오했기에 약을 거부했을 것이다. 반면 에밀리 할머니는 뇌졸중에 걸릴 위험을 낮추기 위해 무엇이든 할 것이고 웬만한 역경은 감내할 것이다.

또 다른 86세의 리오폴드 할아버지는 심장병 전문의로부터 콜레스테롤 수치가 높다며 달걀이나 치즈 섭취를 줄이라는 권고를 받았다. 심근경색에 걸리고 싶지 않았던 할아버지는 식단을 엄격하게 제한했다. 심장병 전문의는 대개 '수치'와 '기록'을 중요하게 여기는 원칙론자들이지만, 노인의학을 다루는 전문의 입장에서 이 같은 제한 조치는 '미친 짓'으로 규정한다. 75세 이후부터는 질환 수치에 따라 식단을 제한하고 약을 먹는다고 해도 이로 인해 얻는 이익은 적기 때문이다. 노년의 건강은 좀 더 큰 융통성이 필요하다.

　마찬가지로 나도 조금 더 적을지 모를 이익(benefit)과 상대적으로 더 많아 보이는 위험(risk), 이 중에서 하나를 선택해야 했다. 찰스 할아버지가 될 것인가, 에밀리 할머니가 될 것인가, 또는 리오폴드 할아버지처럼 어떤 의사의 말을 따를 것인가를 종합적이고 융통성 있게 결정해야 했다.

　나의 선택은 수술을 통한 정복술이 아닌, 방치에 의한 보존술로 기울었다. 접합의 관점에선 뼈를 완벽하게 붙이는 이익보다 통증이 덜한 불완전 접합이라는 리스크를 택한 것이었다. 접합의 오차가 크지 않다는 전제에서 안와골절이 있으나 복시(複視, 한 개의 물체가 두 개로 보이는 현상) 같은 부작용이 없고 턱관절과 치아의 교합이 어긋나지 않아 자연스러운 접합이 더 건강한 삶을 유지할 수 있을 거라는 믿음이 부지불식간 생긴 것도 무시할 수 없는 이유였다. 오래전 양쪽 어깨 수술로 전신마취를 해본 경험과 수술 이후 여러 면에서 힘들었던 과정을 고려하면 나의 이익은 분명 '비수술'에 있다는 확신까지도 들었다. 그렇게 나는 찰스 할아버지가 되기로 했다.

　우리는 흔히 노화 과정을 통제하기 위해 항노화 식단

이나 젊음의 영약을 찾아다니곤 한다. 그래서 일찍 사망에 이르게 하는 동물성 지방 가득한 '서구식' 식단과 올리브유와 견과류, 채소 비중이 높은 '지중해식' 식단을 비교한 뒤 결론을 내고 장수에 도움이 된다고 널리 알려진 후자에 너도나도 뛰어든다.

하지만 지중해식 식단이 실제 장수에 도움이 된다고 증명하기는 어렵다. 식단을 정확히 시험하는 일이 생각만큼 쉽지 않다. 연구자들은 한 가지 식단이나 다른 식단을 시험하는데 사람들을 배정할 수는 있지만, 효과가 나타나려면 몇 년이 필요하고, 참가자가 그사이 엄격하게 식단을 지키기도 사실상 어려운 일이라고 토로한다. 즉, 식단이 어느 정도 영향을 줄 수는 있지만, 그 외의 다른 요소(운동, 스트레스, 정식적 호기심, 타인과의 관계 등)들도 무시할 수 없다는 얘기다.

100세의 일기(2023년 11월 29일)로 생을 마친 전 미국 국무장관 헨리 키신저는 생전 지중해 식단과 거리가 먼 '육식 애호가'였다. 채소, 올리브, 견과류 같은 음식을 입에 대지 않고도 100년을 거뜬히 견디는 걸 보면 '예외'인지 '모순'인지 헷갈린다. 하지만 키신저의 아들이 워싱턴포스

트지에 기고한 아버지의 장수 비결을 보면 핵심은 '역동'이다. 격동과 긴장의 끈을 놓치지 않고 왕성하게 활동한 것이 비결이라고 했다. 다시 말하면 늘 심장이 두근거리는 일을 하면서 '내일도 바쁠' 삶에 대한 기대가 삶의 의지를 불태웠다는 것이다.

키신저는 평소 소시지와 쇠고기를 즐겨 먹었고 채식은 거의 하지 않았다. 운동도 보는 건 좋아했지만, 직접 하지는 않았다. 다만, 어떤 일이든 적대시하거나 조급해하지 않았다. 세계 외교를 책임지는 사람으로서 다른 사람과 국가 관계에서 이해와 여유를 언제나 앞세웠다. 무엇보다 90세가 넘어서도 왕성한 호기심과 학습 욕구가 식지 않았다. AI(인공지능) 키워드가 세계 화두로 등장하자, 키신저는 95세부터 관심을 둬 관련 책을 두 권이나 쓰기도 했다.

키신저보다 7살 아래인 권노갑 김대중재단 이사장도 비슷한 사례다. 권 이사장은 식습관과 운동에도 심혈을 기울이지만, 키신저와 마찬가지로 역동적인 학습 욕구를 빼놓지 않는다. 그는 83세에 국내 최고령 석사 학위를 받은 데 이어 2023년엔 한국외대 영문학 박사과정에 입학했다. 일주일에 한 번, 하루 여섯 시간씩 영시와 영소설 등의 수

업을 듣는데, 김대중 전 대통령의 정치 철학과 업적을 영문으로 번역해 논문을 쓰는 것을 목표로 하고 있다. "공부할 수 있어 즐겁고 행복할 뿐, 힘들다고 생각해 본 적이 없다"라고 말하는 그는 2년 안에 박사 학위를 받겠다고 자신했다.

두 사례처럼 호기심과 열정은 장수의 아주 중요한 요소인 것은 분명하다. 하지만 그런 요소들도 사실은 '든든한 배경'이 있어야 가능한 일이다. 당장 오늘의 먹을거리를 걱정해야 하는 이들은 지적 호기심이나 하고 싶은 일에 대한 열정을 드러내기가 쉽지 않다.

영국 출신의 의사인 마이클 마멋은 『건강 격차』라는 책에서 질 좋은 교육은 기대수명을 늘리는데 도움이 된다는 사실을 밝혔다. 전일제로 학습하며 1년을 보낼 때마다 삶의 마지막 시간이 늘어난다고 했다. 직업 여부도 중요하게 보았다. 그리고 빈곤은 수명과 얽혀있으며 돈이 많은 것과 그렇지 않은 것의 차이가 수명과 직결된다고 했다.

영화 《패러다이스》가 보여주는 수명 거래 즉, 풍요로운 삶을 위해 자신의 남은 삶의 시간을 거래하는 미래사회처럼 기대수명은 1달러를 더 벌 때마다 천천히 꾸준하게 늘지만, 척도 맨 꼭대기에 다다르면 점진적으로 증가하던 수명이 갑자기 훌쩍 뛰어오른다. 『오십부터 시작하는 나이 공부』의 저자인 루시 폴록은 친구이자 지역 보건의인 클로다로부터 이런 얘기까지 듣는다. "진짜 부유한 노인은 뭐가 있는 거야? 절대 죽지를 않아!"

다시 나의 골절 얘기로 돌아와야겠다. 이 에피소드의 핵심은 골절은 위험하니 바로 수술, 이런 식의 이분법적 관점에서 벗어난 유연한 해석이 건강을 바라보는 올바른 태도일지도 모른다는 것이다. 한때 달걀은 콜레스테롤을 침착시켜 동맥을 막는 살찐 밀수꾼 같은 존재였지만, 다시 영양분 가득한 단백질 덩어리로 부활했다. 하지만 어느 연구에서는 또 달걀을 많이 먹으면 심장병 발병률이 높아진다고 한다. 수많은 의료진이 단 하나의 영양제를 먹어야 한다면 오메가3를 주저 없이 꼽았는데, 최근 미국심장협회가 심혈관질환에 도움이 되지 않는다는 연구 결과를 내놓으면서 다시 불신의 영양제로 취급받고 있다.

가장 논란을 일으키는 대목은 수치로 낮아진 노년의 건강을 어떻게 바라보고 해석해야 할 것인가이다. 『오십부터 시작하는 나이 공부』의 내용을 좀 더 인용해서 밝히면 다음과 같다. 초고령에 스타틴을 써서 심근경색을 예방하면 암으로 사망할 확률은 오히려 늘어날지도 모른다는 것이었다. 이는 스타틴이 암을 유발한다는 뜻이 아니라, 어떤 질환 하나를 개선하는 약이 의도치 않게 다른 무언가를 악화시킬 수 있다는 뜻이다. 질병을 하나만 고려할 때 좋아 보이는 치료도 환자 개인한테는 '뚜렷하게 나쁜 치료'가 될 수 있다.

엑서터 대학교의 데이비드 멜저 교수 연구진의 연구에 따르면 나이를 먹을수록 질병 하나만 앓는 사례는 드물었다. 치매를 앓는 사람의 90% 이상은 다른 어딘가에도 문제가 있었다. 2007년 영국 의학저널에 의사들이 쓰는 논문에서는 이렇게 결론을 낸다. "특정 질병을 예방하고자 고안한 치료를 제공함으로써 우리는 자기도 모르게 환자한테 충분히 알리지도 동의를 구하지도 않고서 다른 사망원인을 선정하는지도 모른다. 이는 기본적으로 비윤리적이며 자율성 존중 원칙에 어긋난다."

아이오나 히스 당시 왕립지역보건의협회장도 2010년 논평에서 이렇게 말했다. "노인을 치료하는 모든 임상의는 한 가지 질병을 치료했지만, 다른 질병에 다시 그 자리를 내어주는 꼴이 되어버린 경험을 한 적이 있다. 그리고 가지고 있는 질병이 많을수록 과잉 진료 및 다약제 복용을 초래할 위험이 크며 일상생활을 유지하는 데 고난이 된다."

현재 미국에서는 고혈당보다 당뇨병을 과다 치료해서 생긴 저혈당으로 응급 입원하는 사례가 65세 이상에서 더 많고 75세 이상에서는 훨씬 더 흔하다고 한다. 고혈압을 치료한 대가로 고관절이 골절될 위험이 증가하는 경우도 있다. 이처럼 노년의 치료는 이율배반적인 경우가 적지 않다. 80세 이상은 약물 시험에서 조직적으로 배제되는데, 문제가 생기면 연구원이 자격을 박탈당하는 조항이 있기 때문이다. 그래서 실험의 평균 참가자는 60대 중반의 남자들이다. 질환이 한두 가지밖에 없는 60대를 대상으로 진행한 연구 결과를 질환이 대여섯 가지인 80, 90대한테 동일하게 적용하는 것이 효과적일까. 의사가 난처한 처지에 놓일 수밖에 없는 이유다.

세계보건기구는 2012년과 2017년 잇따라 보고서를 내고 "전체 의약품 중 절반 이상이 부적절하게 처방되거나 조제되거나 팔리는 것"으로 추정하며 약물 및 치료 오용에 대해 재차 발표했다. 어떤 약을 쓸 때 부작용에 대응하고자 또 다른 약을 따라 붙이는 경우도 적지 않다. 항생제 하나 먹는데도 위장 보호 약을 같이 먹어야 하고, 마약성 진통제를 쓰려면 변비약을 추가로 넣어야 한다. 이때 우리는 부작용을 감수할 만큼 그 약이 가져다주는 이익이 가치가 있는지 생각해볼 필요가 있다.

의사도 진단을 위한 진단을 하려는 의사의 본능과 어떤 검사나 치료가 환자에게 혜택을 주지 않을 수도 있다는 사실을 인지하는 태도 사이에서 균형을 잡아야 한다. 의료계에서 횡행하는 타당한 말이 있다. 과학으로서 의료가 '무엇을 할지 아는 것'이라면 예술로서 의료는 '언제 안 할지를 아는 것'일 수도 있다는 것. 이 말은 어떤 것은 애써 고쳐야 할 필요가 없다는 것을 뜻한다.

나의 골절이 그랬다. 고칠 필요가 없었다는 의미는 아니지만, 반드시 그렇게 하는 것이 다른 곳에도 도움이 되는지 충분히 따져야 한다는 것이다. '부러진' 현상에 초점을 맞춰 '조립하고 정복해야' 할 목적으로서 접근하면 반드시 해야 할 '과학'이지만, 부러진 곳을 수술로 치료하지 않고 잘 보존하는 방식으로 놓아두는 '예술'은 때로는 어떤 과학보다 자연스럽고 정교하며 심지어 아름다울 수 있다.

'완벽한 해결책'이란 없다. 상황에 맞춰 다각도로 판단하고 최선을 다할 뿐이다. 그 최선에는 '포기'나 '방관'도 포함된다.

30

스테이 헝그리, 스테이 풀리쉬

우리나라 사람들은 여전히 최종 대학 학력에 집착한다. 명문대 출신이라고 하면 철저한 검증 대신 대학 명성이 가진 선입견에 휩쓸리는 경우도 적지 않다. 물론 좋은 대학을 나온 이들이 뛰어난 실력을 갖추고 있기도 하다. 하지만 학력 선입견으로 원래 실력보다 더 높게 평가하는 이상한 속성이 배어있는 것도 사실이다.

어느 강연에서 홍준표 대구시장이 한 이 말은 꽤 정확하다. "우리나라 사람들은 대학 4년 공부로 평생 먹고 사는 경우가 많다." 대학 입학에만 매몰된 세태를 지적한 것으로 일단 좋은 대학에 입학만 하면 자기 성장과 관계없이 대학 '브랜드' 하나로 연명한다는 것이다. 실제로 좋은 실력을 갖춰서 성공하는 케이스만큼이나 브랜드 연명자를 많이 봤다.

신문기자 생활을 25년 가까이하면서 지켜본 눈에 띄는 사람들의 특징은(과장하자면) 크게 두 가지로 나뉜다. 한 부류는 최고 대학을 나왔지만 그 이후 목표가 또렷하지 않은 사람, 다른 한 부류는 명문대 출신은 아니지만 평생 어떤 꿈을 향해 달려가는 사람. 전자는 그 자리에 있을 때 빛나지만 한 걸음 앞으로 동행하기가 겁나고 불안하다. 후자는 처음엔 별 관심이 가지 않다가 시간이 갈수록 호기심이 생기면서 같이 일하고 싶은 욕구를 불러일으킨다. 두 부류의 가장 확실한 차이는 지금 이 순간에도 계속 '공부하고 있느냐'이다.

세상은 자신이 살고 있는 현재 상황보다 이만큼 변했는데, 명문대를 나오고도 아직 수십 년 전 문법과 규칙으로 소통하려고 하는 이들이 있는가 하면, 입시에 비록 실패해 남들이 알아주지 않는 대학을 나와도 끝없이 변해가는 세상을 따라가며 다음 10년을 보고 현재 흐름을 깊이 통찰

하는 이들이 있다.

내가 가장 놀랍고 흥미로웠던 동료는 앞으로의 미래에
더 천착한 모험가들이었다. 그들 대부분은 분기마다 수십
권의 책을 꾸준히 읽고 글을 쓰면서 자신의 생각을 유연
하게 다듬었고 작고 사사로운 일에도 큰 흐름의 실마리라
는 사실을 잊지 않고 집중하며 탐구했다.

그런 사람들의 대표적인 주자로 스티브 잡스를 빼놓으
면 섭섭할 것이다. 그는 우리가 흔히 인식하는 하버드나
스탠퍼드 같은 최고의 명문대를 나오진 않았지만, 스탠퍼
드만큼이나 등록금이 비싼 그리고 교양과목에 역점을 둔,
나름의 권위를 자랑하는 리드 대학교(Reed College)를 다녔
다. 그는 재미없는 전공과목을 6개월 듣고 바로 자퇴하는
대신, 재미있는 과목을 18개월 동안 청강하는 식으로 학
교에 남았다. 브랜드보다 콘텐츠를 앞세운 순간이었다.

그에게 재미를 준 과목은 캘리그라피(서체)로, 훗날 애
플의 맥킨토시 컴퓨터에 쓰인 아름다운 활자를 가능케 한
1등 공신의 매개(the dot)로 작용했다. 잡스는 2005년 스탠
퍼드 대학교 졸업식에서 "캘리그라피를 공부할 땐 몰랐지
만, 10년 뒤에 이런 작은 과거의 점(the dot)들이 지금의 나

를 만드는 연결 고리로 작용했다"라며 "그래서 현재가 미래로 연결된다는 사실 그리고 결국 그것이 모든 차이를 만들어낸다는 걸 믿어야 한다"라고 강조했다.

그간 수없이 걷고 뛰고 다양한 근력 운동을 통해 건강에 전념하며 달달 외운 잡스 연설문의 핵심은 마지막 3장에 있다. 잡스가 어릴 때 즐겨 읽던 지구 백과 최종판 뒤쪽 표지에 적힌 글귀다. "Stay Hungry. Stay Foolish."(항상 갈망하라. 항상 우직하라.) 잡스는 늘 자신에게 염원하던 그 글귀를 다가올 세대에게 축사로 건넸다.

코로나 발생 초기인 2020년 초, 때마침 악화하던 건강을 잡기 위해 시작한 식단과 건강 관리는 제법 2년이나 굳세게 이어졌다. 하루도 빼놓지 않고 3km씩 뛰던 달리기는 어느새 6km에 이어 10km까지 뛰는, '놀라운 나'를 만들어 주었다. 달고 촉촉한 빵은 호밀빵으로, 과일주스는 채소로, 이렇게 아침을 챙겨 먹는 일도 이젠 하루를 여는 필수 코스(습관)가 되었다.

습관이 만들어 낸 건강검진 결과는 놀라웠다. 저밀도(나쁜) 콜레스테롤과 중성지방은 수치가 절반으로 뚝 떨어졌고, 심장은 더욱 튼튼해졌으며, 늦게 자고 늦게 일어나는 미세한 습관까지 시나브로 고쳤다. 하지만 2023년 갑자기 맞닥뜨린 안면 골절과 장염까지. 그간의 습관이 조금씩 틀어지려고 했다. 단 게 끌릴 땐 "한 번쯤 괜찮겠지"하면서 최면을 걸었고 날씨가 조금만 흐리면 오늘은 다칠 수 있으니, 라고 하면서 건너뛰었다. 그러다 가을이 찾아왔고 전국 곳곳에서 마라톤 대회가 열렸다. 그동안 나하고는 전혀 상관이 없는 일인 듯 보였던 대회들이었는데, 이상하게 눈길이 갔다. 5km, 10km, 하프, 풀 코스를 보니, 내가 할 수 있는 코스가 두 개 정도는 있다는 사실에 안도와 작은 용기가 생겼다. 잠시 흐트러진 습관을 다잡는 계기가 될 수도 있겠다는 생각이 들었다.

한강변에서 매일 혼자 뛰던 것과 다르게 수천 명이 함께 뛰는 달리기가 어떤 느낌인지도 궁금했고 내가 이런 코스에서도 완주할 수 있을까 스스로 답하고 싶어졌다. 장염까지 털어낸 몸으로 도전하기로 한 뒤 결국 대회에 출전했다. 그리고 10km를 완주했다. 덤으로 얻은 건 자신감이었다. 우선 기록(1시간 48초)이 그 어느 때보다 잘 나왔다. 평소에 뛸 땐 km당 6분 30초대에 머물렀는데, 대회에서는 평균 6분 4초로 뛰었다. 흔히 '대회 빨'이라고 하나, 그것조차 신비롭고 뭉클했다.

며칠 뒤 이런 자신감으로 다시 신발 끈을 묶고 한강 변을 찾았다. 이유는 알 수 없지만 호기가 발동했다. "오늘은 12km에 도전해보리라." 그렇게 10km를 가볍게(?) 넘기고 12km까지 다다르자, 도저히 못 뛸 때까지 뛰고 싶다는 욕구가 터져 나왔다. 그렇게 하프코스 마라톤 거리인 21km까지 뛰었다.

완주할 때까지 물 한 방울 입에 대지 않은 데다, 심지어 뛰기 전 항히스타민제(지르텍, 알러지 비염약)까지 복용하고 시작한 달리기라 '최악'이라는 꼬리표가 달릴 법도 하지만, 21km 완주 후 집에 가자마자 뻗은 내 모습은 뿌듯함으로 가득찼다. 다리는 뻐근하고 숨은 제대로 못 쉬겠고 눈도 제대로 뜨지 못할 만큼 졸린 데도 "내가 진짜 완주했다고?" "절대 불가능하다고 여겼던 영역에 도전했다고?" 같은 '반전 결과'에 피곤한 행복을 만끽했다.

이날 이후 너무 힘들어서 20km 같은 고난의 달리기는 남은 인생에서 다시는 없을 것이라고 못 박았는데, 일주일 정도 지나자 다시 몸이 꿈틀댔다. 앞으로 며칠 내로 다시 뛰게 될 20km는 더 이상 숙제가 아닌 욕망으로 다가올 것이 분명했다. 과장되게 말하면 인생을 새로 시작하는 기분이었다.

지난 3년을 돌이켜보면 오늘의 나는 어제의 나보다 더 발전하고 나아졌을까? 해야 할 일을 하고 싶은 일처럼 했을까? '루틴은 지겨운 것'이라는 단순한 명제가 사실은 가장 새롭고 현명하고 혁신적인 습관이라는 점을 제대로 깨닫는 시간이었다. 그 시간이 지나고 나니, 아니 그렇게 실행하고 나니, 잡스가 강조한 '헝그리'(hungry)와 '풀리쉬'(foolish)의 의미가 비로소 읽혔다. 직역으로 이해하면, 공복(hungry)은 최고의 건강 비결 중 하나인 다이어트이고 우직함(foolish)은 매일 같이 빼놓지 않는 반복의 운동이다. 단순한 반복은 '어리석은' 소모가 아니라 성과와 도약을 약속하는 '우직한' 습관이었다. 이런 반복이 어느 날 포기할 만큼 지겹거나 무료해지면, 그때서야 우리는 '열망이 부족해져서'를 가장 큰 이유로 찾을지도 모른다. 히딩크 감독이 2002년 월드컵 당시 한국의 16강 진출을 확정한 뒤 내뱉은 첫 일성은 "I'm still hungry"(나는 여전히 허기지다)였다. 작은 목표를 이룬 뒤 어떤 열망에 사로잡힐 때 쓸 수밖에 없는 표현으로, 어제의 자신보다 더 나은 자신을 위해 남겨두는 최후의 동기가 '헝그리'이다.

'헝그리'와 '풀리쉬'는 언뜻 결이 달라 보인다. 전자는 본능적이고 후자는 이성적으로 비치기 쉽다. 전자가 정신적 갈망을 주요 재료로 삼는 반면, 후자는 육체적 반복(노력, 부지런함)을 동력으로 삼는다. 하지만 육체 없이 정신 없고, 갈망 없이 노력은 일어나지 않기에 둘은 상호보완적이면서 필수불가결한 대상이다.

나는 건강이라는 측면에서 둘의 가치를 빌어왔지만, 비단 건강뿐이겠는가. 자신이 만든 애플에서 해고된 뒤 초심자 마음으로 넥스트(NeXT)와 픽사(Pixar) 등을 세워 다시 애플로 복귀하는 과정은 '배고픔(열망)' 없이는 설명되지 않고, (연설에서 농담 반 진담 반으로) 지금의 윈도우 서체가 애플을 베꼈다고 말할 만큼 그가 걸은 한 길은 '우직함'을 보여주기에 충분하다.

티나 실리그, 조슈아 포어 등이 쓴 『루틴의 힘2』을 참고하면, '결과 중심 마인드셋'은 자신의 재능이 타인이 정한 조건에 맞는지 살피고, 그 능력을 인정받으려 한다. 그래서 결과에서 경쟁 상대가 자신보다 성과를 낼 때 무력감을 쉽게 느낀다고 했다. 반면 '성장 중심 마인드셋'은 타인과의 비교 대신 자신의 발전에 초점을 맞춘다. 어제, 지난 달, 작년의 '나'와 비교해 더 잘해냈는지가 중요하다. 그래서 실수하더라도 과정으로 받아들이고 의욕과 끈기를 잃지 않는다. 지난 1년 6개월간 달리기를 하면서 타인의 기록과 비교하며 내 기록을 평가한 적은 단 한 번도 없었다. 그래서 지금까지 달릴 수 있었고 기대보다 기록을 더 단축할 수 있었다.

『루틴의 힘2』으로 다시 돌아와보자. 이 책의 에필로그에는 아주 마음에 드는 문구들이 여럿 있다. 그중 '더 나은 당신'이라는 말이 있는데, '더 나은 당신'이 행동을 좀 더 빠르게 하고, 의지력이 강하며, 추구하는 가치를 더 자주 실행에 옮긴다는 것이다. 여기에서 '더 나은 당신'은 내가 믿어야 할, 믿을 만한 나의 가능성을 말한다. 다만, 믿을 만한 가능성은 아주 많이 힘겨울 뿐이다. 이소룡의 믿을 만한 가능성은 세상에서 가장 위험한 남자였고, 무하마드 알리의 믿을 만한 가능성은 역대 최고의 권투 선수였다. 당신의 믿을 만한 가능성이 무엇인지는 당신만이 안다.

'더 나은 당신'은 당신 행동에 따라 얼마든지 새롭게 태어나고 죽는다. '더 나은 당신'은 확고히 정해진 과거가 아니라, 역동적으로 바뀌는 현재이다. '더 나은 당신'과 당신 자신을 비교하고 평가하는 것은 단순히 어제의 당신을 이 겼느냐 그렇지 않느냐의 문제는 아니다.

당신은 지금 이 순간 최고의 나를 따라잡기 위해 온 힘을 다해야 한다. '더 나은 당신'도 알고 있다. 경주에는 스릴이, 움직임에는 즐거움이, 닿을 수 없는 것들을 향한 꾸준한 발걸음에는 벅찬 성취감이 따른다는 것을. 그러므로 더 나은 자신을 찾아 여정을 시작하라고 마지막으로 조언하고 싶다.

식단을 챙기고 운동을 열심히 할 땐 그게 나름의 최선이자 역할이라고 여긴다. 단순히 건강을 위한 '학습' 그 이상도 그 이하도 아니다. 하지만 꽤 시간이 지난 뒤 과거의 나를 되돌아보며 달라진 모습을 비교하고 "왜 나는 30대 때보다 더 힘들지 않고 좋아 보이지?"같은 소회를 늘어놓을 때 비로소 '더 나은 오늘의 당신'이라는 사실을 깨닫게 된다.

나는 이제 '더 나은 내일의 당신'을 위해 내게 주어진 믿을 만한 가능성을 시험해 보고 싶어졌다. 잡스의 말대로 "Even when it leads you off the well-worn path"(그것이 설사 험한 길이라 할지라도) 말이다. 그리고 무엇보다 아침에 일어나 공복 상태로 루틴처럼 뛰면 최고의 다이어트를 경험하고 건강을 찾을 게 분명하다.

"Stay Hungry, Stay Foolish" "덜 먹고 우직하게 달려라".

덜 먹고 우직하게 달려라

기자의 집요함으로 찾은 단 하나의 건강 습관

초판 1쇄 발행 2024년 4월 29일

지은이 김고금평

펴낸이 이승현
디자인 스튜디오 페이지엔

펴낸곳 좋은습관연구소
출판신고 2023년 5월 16일 제 2023-000097호

이메일 buildhabits@naver.com
홈페이지 buildhabits.kr

ISBN 979-11-93639-07-8 (03510)

좋은습관연구소에서는 누구의 글이든 한 권의 책으로 정리할 수 있게 도움을 드리고
있습니다. 메일로 문의주세요.